DR. ANDREA FLEMMER

Bluthochdruck natürlich behandeln

Heilmittel, die den Blutdruck senken
Das können Sie selbst tun

3. Auflage

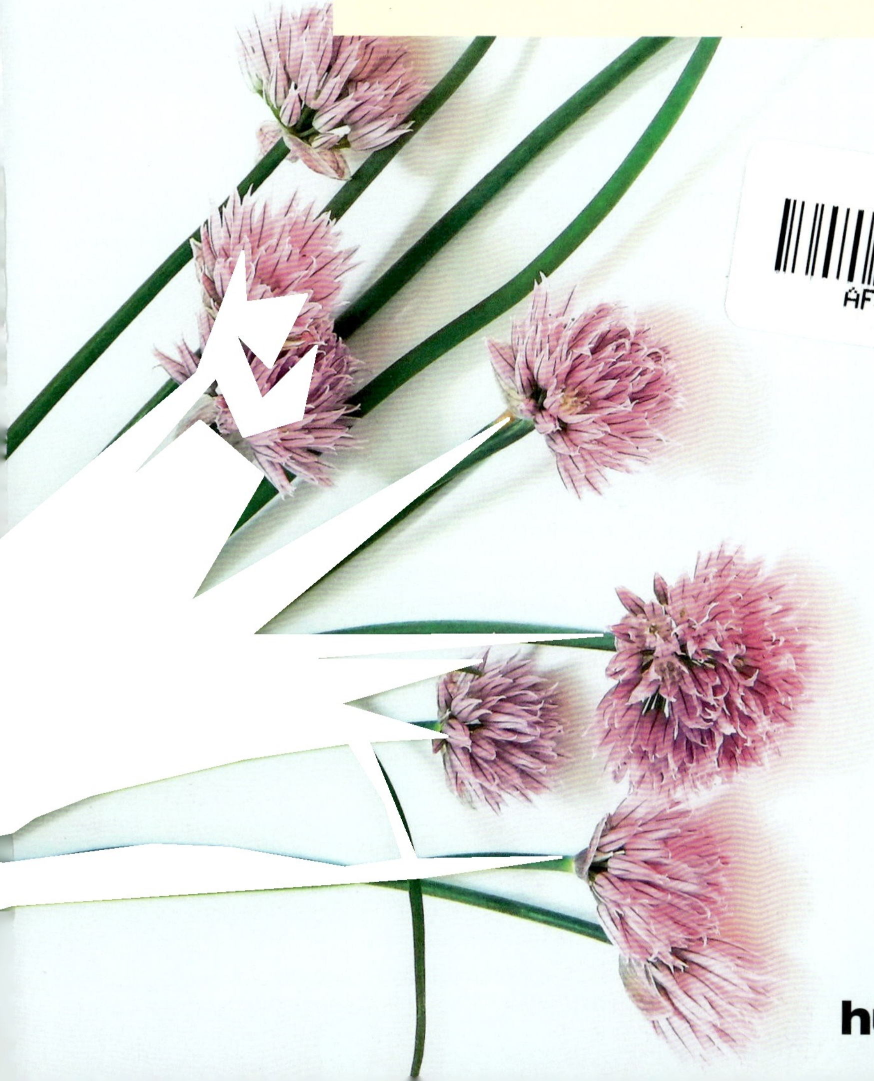

humboldt

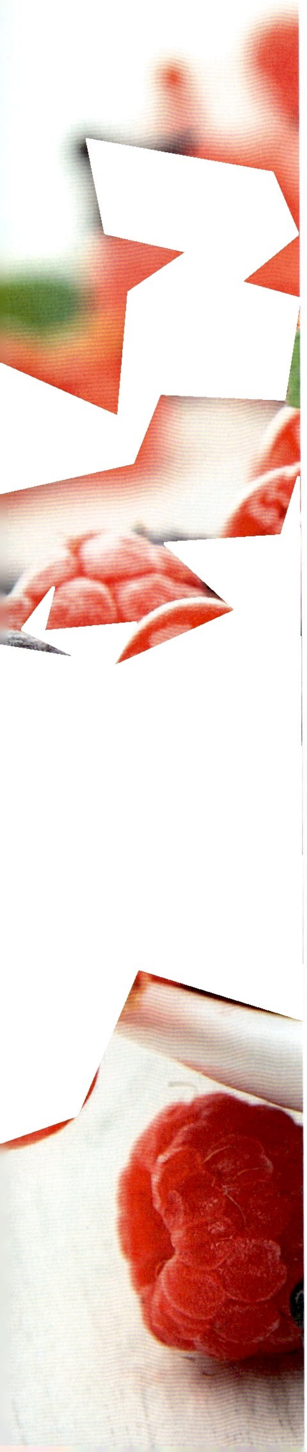

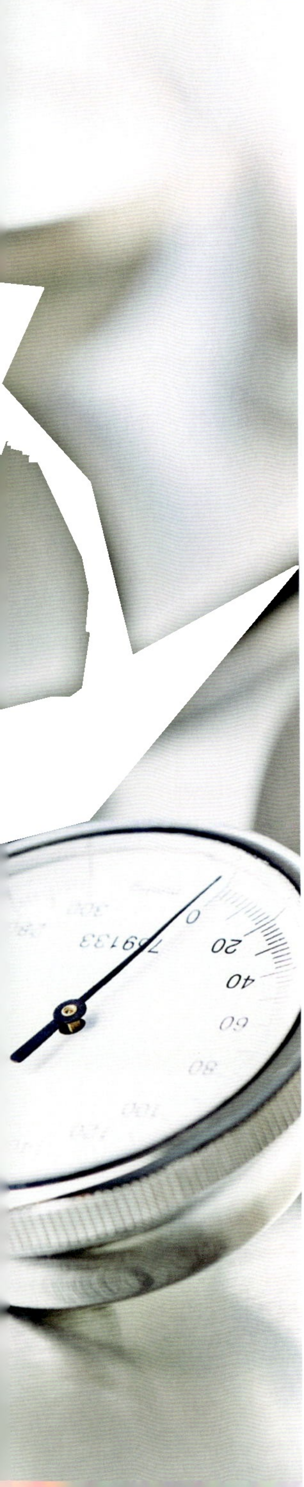

VORWORT

Liebe Leserin, lieber Leser,

etwa jeder fünfte Erwachsene in der westlichen Welt hat einen zu hohen Blutdruck (medizinisch „Hypertonie“ genannt), etwa 35 Millionen Menschen leiden in Deutschland daran. Bei den über 60-Jährigen ist vermutlich sogar jeder Zweite betroffen und auch bei jungen Menschen ist Bluthochdruck auf dem Vormarsch. Das Schlimme ist: Die meisten Betroffenen wissen gar nichts davon. Denn nur etwa ein Viertel der Deutschen geht zu Vorsorgeuntersuchungen und lässt den hohen Blutdruck senken. Die Deutsche Hochdruckliga schätzt, dass weniger als ein Fünftel der Hypertoniker wirksam behandelt wird. Dadurch verrinnt wertvolle Zeit, in der die Gefäße Schaden nehmen.

Nicht umsonst nennt man Bluthochdruck den „stillen Killer“, denn er schädigt auf Dauer sämtliche blutversorgenden Gefäße und damit lebenswichtige Organe, ohne dabei merkbare Symptome zu verursachen. Einen hohen Blutdruck spürt man in der Regel nicht. Ganz im Gegenteil: Zuerst fühlt man sich sogar leistungsfähiger, denn ein erhöhter Blutdruck verleiht Elan und Antrieb. Jedoch belastet ständig zu hoher Druck das Herz, verengt die Gefäße, beschleunigt die Gefäßverkalkung (Arteriosklerose) und verschlechtert so die Durchblutung ganz allgemein. Bluthochdruck gilt als wichtigster Risikofaktor für Schlaganfall, Herz- und Gefäßkrankheiten oder Nierenversagen. Man sagt, dass die Schlaganfallrate etwa um die Hälfte abnehmen würde, wenn der Bluthochdruck in Deutschland vollständig behandelt würde. Und nicht nur das: Wissenschaftler fanden heraus, dass Bluthochdruck das Gehirn schneller altern lässt.

Aber: Sie haben sich dieses Buch gekauft. Damit haben Sie den ersten Schritt unternommen, um Ihre Blutdruckwerte gut zu regeln und sich Ihren Hochdruck zur Herzenssache zu machen! Denn eigentlich lässt sich der Blutdruck relativ leicht auf gute Werte einstellen und nur wenige müssen zu Medikamenten greifen. Meist kann man auf nebenwirkungsfreie Methoden zurückgreifen, die Sie überraschen werden! Man glaubt es kaum: Mithilfe einer kleinen Veränderung der Lebensweise und harmlosen Alternativen kann man möglicherweise genauso viel bewirken wie mit Medikamenten.

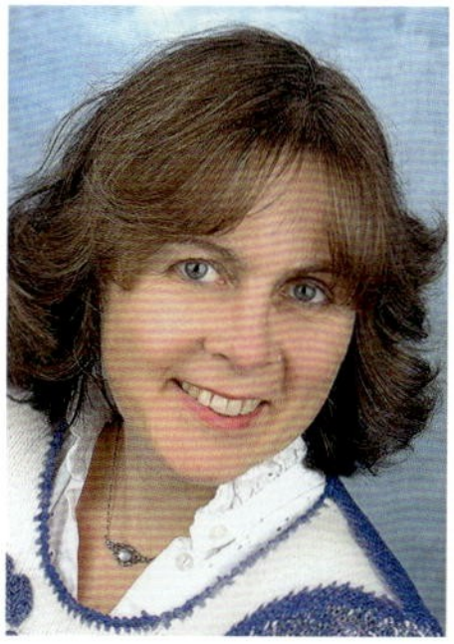

Die in diesem Werk vorgestellten Methoden haben sich in der Praxis bei Bluthochdruck-Patienten bewährt. Besonders bei der Grenzwerthypertonie (diastolische Werte von 90–94 bzw. systolische Werte von 145–159 mmHg) sind natürliche Heilverfahren erfolgversprechend und nebenwirkungsfrei.

„Alle Maßnahmen zusammen senken den Blutdruck um ca. 30 mmHG – das schafft kaum ein Medikament!“

Nimmt man alle Maßnahmen zusammen, die man mit einer relativ einfachen Änderung der Lebensweise erreichen kann, so führen diese zu einer Blutdrucksenkung von etwa 30 mmHg – das schafft kaum ein Medikament!

Natürlich müssen Sie Ihren Blutdruck regelmäßig messen. Das ist allein schon deshalb wichtig, um zu erkennen, wie effektiv die Maßnahme ist, die Sie ergreifen, um Ihren hohen Blutdruck zu senken.

Im Laufe der Lektüre dieses Buches werden Sie sehen, dass es viele Möglichkeiten gibt, den Blutdruck zu reduzieren. Sehen Sie sich alle an und suchen Sie sich dann diejenige als erste Maßnahme heraus, die Ihnen am meisten zusagt. Wenn dies nicht ausreicht, probieren Sie die nächste usw. Vielleicht müssen Sie auch zwei oder drei Maßnahmen gemeinsam durchführen, um den gewünschten Effekt zu erzielen: Medikamente zu reduzieren oder gar ganz wegzulassen!

Viel Erfolg dabei wünscht Ihnen
Dr. Andrea Flemmer

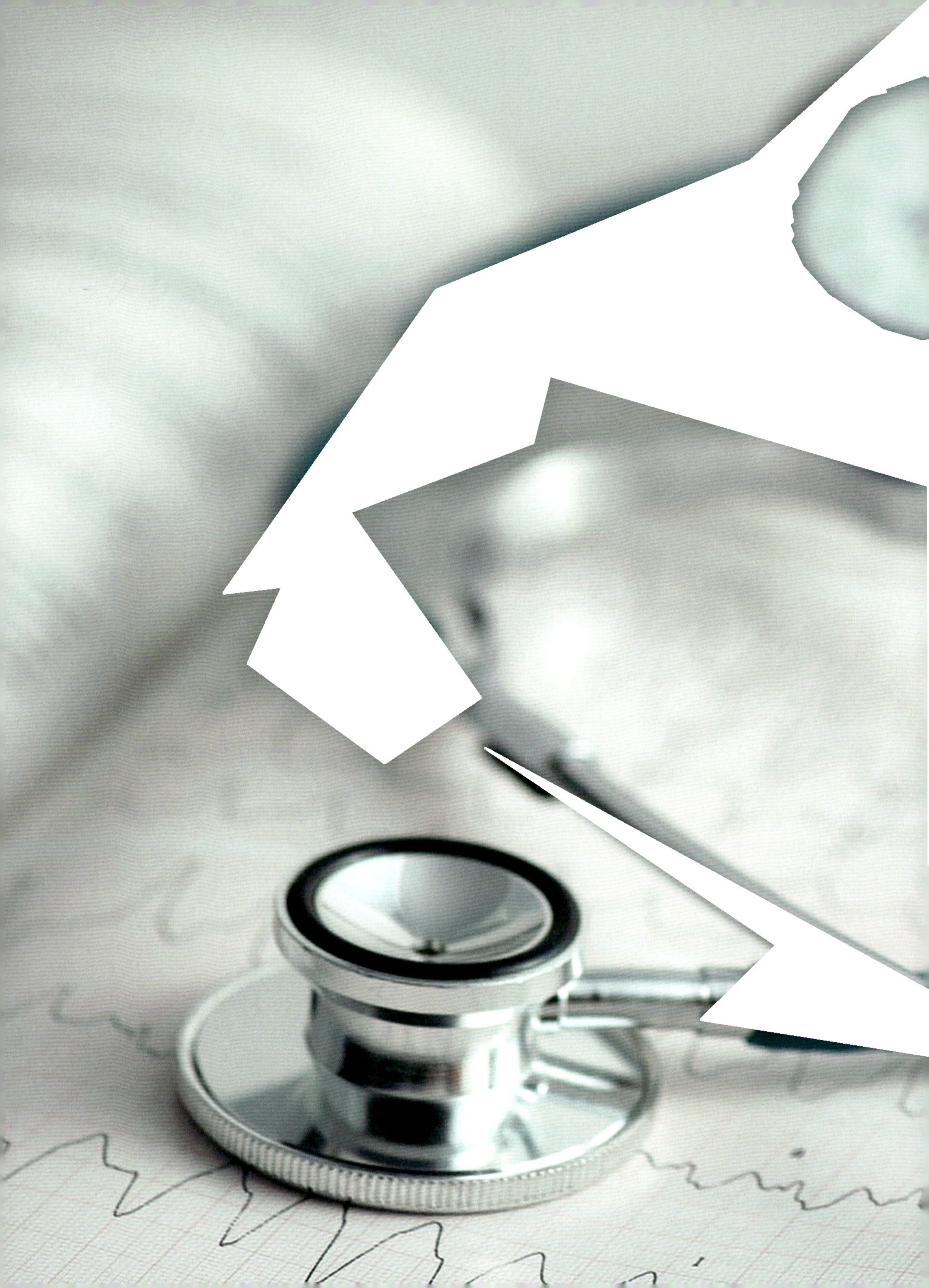

HOHER BLUTDRUCK UND SEINE GEFAHREN

Langsam und oft unbemerkt schleicht er sich in unser Leben ein, der hohe Blutdruck. Auch wenn Sie sich wohlfühlen und der Bluthochdruck Ihr Leben vorerst nicht einschränkt, sollten Sie diese Krankheit ernst nehmen, denn langfristig schädigt Hypertonie die Organe und kann einen Schlaganfall oder Herzinfarkt zur Folge haben. In diesem Kapitel erfahren Sie alles, was Sie über diese tickende Zeitbombe wissen müssen, um sie dann effektiv entschärfen zu können.

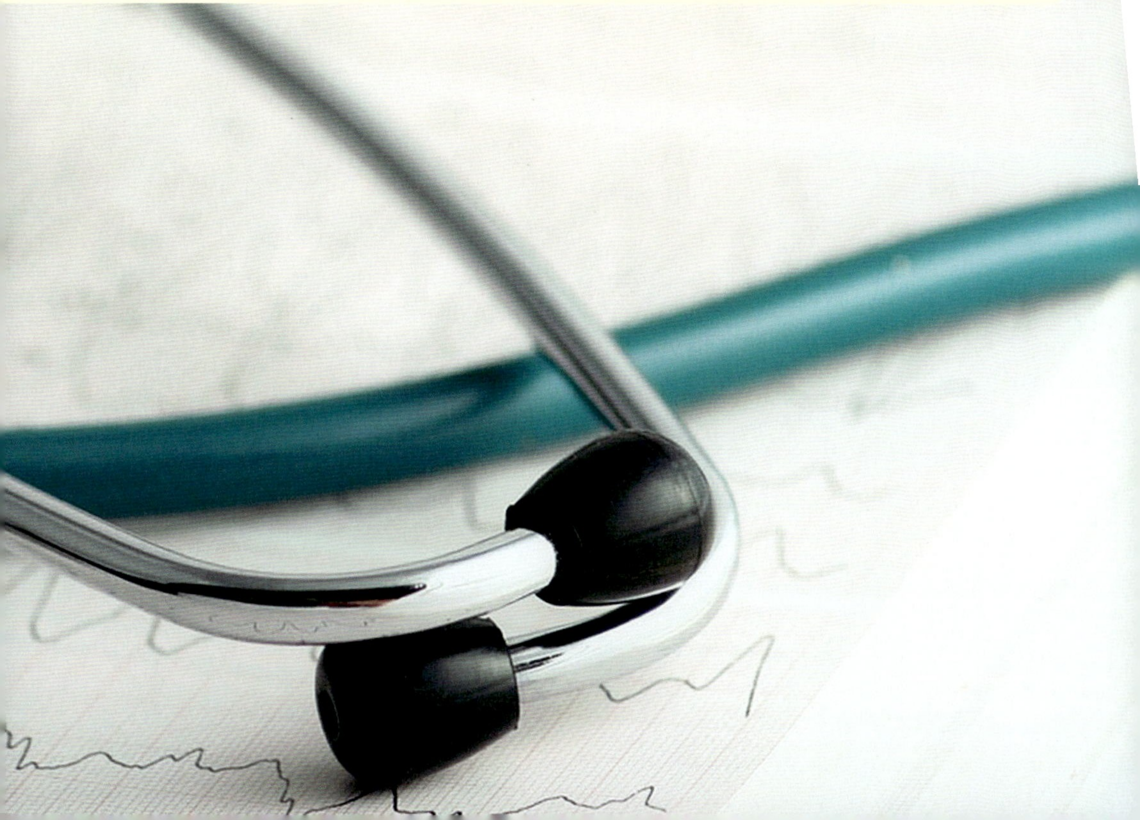

Wie funktioniert der Blutdruck?

!

Ohne Blutdruck würden Organe, Gewebe und Zellen nicht mit lebenswichtigem Sauerstoff und Nährstoffen versorgt.

Unter Blutdruck versteht man den Druck, der im Gefäßsystem des Menschen herrscht. Mit dieser Kraft zirkuliert das Blut durch den Körper. Damit ist der Blutdruck die Grundvoraussetzung dafür, dass die Organe, Gewebe und Körperzellen bedarfsgerecht mit Sauerstoff und Nährstoffen versorgt werden. Abfallprodukte, wie das Kohlendioxid, werden über das Blut abtransportiert, zur Lunge gebracht und dort als Gas ausgeatmet. In der Lunge erhält das Blut auch wieder Sauerstoff, wird von da zum Herzen transportiert und der Kreislauf beginnt von Neuem.

Das Herz pumpt durchschnittlich 5 Liter Blut mit 60 bis 80 Schlägen in der Minute in die Adern. Die Höhe des Blutdrucks wird bestimmt durch

- die Kraft des Herzmuskels
- das Blutvolumen
- den Widerstand der Gefäßwände

Man kann das gut mit dem Wasserrohrsystem einer Stadt vergleichen, denn ohne Druck würde bei keinem Bewohner Wasser ankommen.

Das Herz lässt das Blut jedoch nicht als konstanten Strom durch den Körper fließen, sondern pumpt es portionsweise mit einem bestimmten Druck in die Hauptschlagader. Dadurch ist der Druck im Gefäßsystem ebenfalls nicht konstant.

Grundsätzlich unterscheidet man zwei Werte, die in der Maßeinheit „Millimeter Quecksilbersäule“ (mmHg) angegeben werden:

- Pump-Phase (Systole, Herzkontraktion)
- Blutfüllung (Diastole, Herzerschlaffung)

In den Gefäßen baut sich dementsprechend der höhere systolische erste und der niedrigere diastolische zweite Druck auf. Der höhere, systolische Druck entsteht, wenn das Herz sich zusammenzieht (kontrahiert) und das Blut in die Gefäße pumpt. Misst man den Blutdruck, dann ist das der Wert, zu dem – nach dem Abdrücken des Blutflusses durch die Druckmanschette – das Blut wieder durch die Adern gepumpt wird. Der niedrigere, diastolische Druck entspricht dem minimalen Blutdruck, wenn das Herz wieder erschlafft, um sich erneut mit Blut zu füllen. Dieser Druck entspricht also der Entspannungsphase zwischen den Herzschlägen, wenn das Blut kurz verharrt, der Herzmuskel entspannt und das Blut ungehindert fließt, damit sich das Herz wieder mit Blut füllt. Gegen Ende dieser Füllungsphase wird der diastolische Wert gemessen. Die Druckverhältnisse passen sich dem jeweiligen Bedarf des Körpers an: durch erhöhte Herzleistung und durch Eng- oder Weitstellung der Widerstandsgefäße. Dadurch ist stets eine ausreichende Durchblutung gesichert.

> **!**
> Pump-Phase = Systole
> Blutfüllung = Diastole

Höhen und Tiefen sind ganz normal

Der Blutdruck bleibt nicht die ganze Zeit gleich. So erhöht sich der Druck beim Aufstehen aus dem Liegen nach kurzem Absinken meist schlagartig, damit das Gehirn ausreichend durchblutet wird. Hier muss das Herz das Blut entgegen der Schwerkraft in den Kopf pumpen.

Auch bei körperlicher Aktivität müssen Herzarbeit und Blutumlauf beschleunigt werden, denn bestimmte Muskeln benötigen mehr Blut. Daher steigt der Blutdruck an und die Durchblutung in den Muskeln nimmt zu.

Stress (z. B. beim Arztbesuch), Schmerz und andere Gefühle beeinflussen ebenfalls den Blutdruck, denn sie wirken sich auf die Spannung der Blutgefäße aus, die sich dadurch erweitern oder verengen. Vor einer Prüfung etwa steigt der Blutdruck, denn dafür benötigt man ein Höchstmaß an Wachheit und Konzentration. Unter entsprechenden Bedingungen kann der systolische Blutdruck innerhalb weniger Minuten auf 200 mmHg ansteigen.

Darüber hinaus hängt der Blutdruck von der Tages- und Nachtzeit ab. Nachts, gegen drei Uhr morgens, ist er am niedrigsten (wie auch Körpertemperatur und Verdauungsprozesse). Danach steigt er an, damit wir auf das Aufwachen vorbereitet werden. Klingelt der Wecker, klettert er schlagartig in die Höhe, damit wir aufstehen und schnell aktiv werden können. Den ganzen Morgen über bleibt der Blutdruck auf hohem Niveau, damit wir leistungsfähig bleiben. Nach dem Mittagessen wird Blut für die Verdauung gebraucht – Folge: der Blutdruck sinkt. Später am Nachmittag erreichen Blutdruck und Leistungsfähigkeit einen zweiten Höhepunkt. Anschließend fällt der Blutdruck erneut ab und wir werden müde.

!

Schwankungen des Blutdrucks sind ganz normal.

Der Blutdruck schwankt auch abhängig von den Jahreszeiten. Die Deutsche Hochdruckliga weist darauf hin, dass der Blutdruck im Winter deutlich höher liegt – und damit auch das Risiko für schwere Komplikationen. Besonders in dieser Jahreszeit sollte man darauf achten, den Zielwert unter 140/90 mmHg einzuhalten. Meist reicht eine kleine Änderung der Lebensweise aus, denn gerade im Winter isst man kalorienreicher und bewegt sich weniger.

Der Blutdruck wird durch folgende Faktoren reguliert:

- die Pumpleistung des Herzens: Der Blutdruck ist umso höher, je mehr und schneller das Herz Blut in den Kreislauf pumpt.
- die Weite der kleinen Arterien: Sind sie verengt, erhöht sich ihr Widerstand und der Blutdruck steigt.

Anke Nolte, Autorin des Buches „Bluthochdruck: Vorbeugen, erkennen, behandeln“, vergleicht dies mit einem Wasserhahn, an den ein Schlauch angeschlossen ist: „Ist der Hahn weit aufgedreht – pumpt also das Herz mehr Blut in den Kreislauf –, steigt der Druck im Schlauch. Mehr Druck lässt sich auch erzeugen, wenn der Schlauch am Ende abgeklemmt ist, also die kleinen Arterien verengt sind."

Hinter diesen Prozessen stehen dann noch komplizierte Regelkreise, an denen verschiedene Organe (insbesondere die Nieren), Hormone und das Nervensystem beteiligt sind. Deshalb setzen die natürlichen Methoden auch an den verschiedensten Stellen an – und je nach Schwachpunkt im Körper wirken manche und andere nicht.

Wie erkennt man einen zu hohen Blutdruck?

Häufig wird der hohe Blutdruck erst durch eine Routineuntersuchung beim Arzt erkannt. Denn einen zu hohen Blutdruck spüren Betroffene oft gar nicht – man muss ihn schlichtweg messen. Ohrenrauschen, Herzklopfen, Schmerzen in der Herzgegend, leichter Kopfdruck, Kopfschmerzen, Müdigkeit, Nervosität, Atemnot, Nasenbluten und gelegentlicher Schwindel können begleitend auftreten. Aber das kennt man auch von anderen Erkrankungen und misst dem oft keine Bedeutung bei. Jahrelang kann Bluthochdruck völlig beschwerdefrei oder beschwerdearm verlaufen, bevor sich ernste Folgen in Form von Sehstörungen, stärkerem Schwindel, Herz- oder Nierenproblemen äußern.

> **!** Einen erhöhten Blutdruck spürt man oft gar nicht.

Einmal Blutdruck messen reicht zur Diagnose nicht aus. Denn entsprechend der wechselnden Anforderungen passt sich der Blutdruck an und schwankt daher – auch beim gesunden Menschen. Beim Gesunden ist der Blutdruck jedoch immer nur für kurze Zeit erhöht und normalisiert sich innerhalb weniger Minuten. Der diastolische Blutdruck steigt dagegen selbst unter Belastung nur wenig an.

> **!** Der Blutdruck kann am einen Arm höher sein als am anderen.

Im Ruhezustand ist der Blutdruck normalerweise nicht höher als 140/90 mmHg. Bei Kindern ist der Blutdruck niedriger, im

!

Hypertonie kommt von altgr. „hyper“ = „über“ und „tónos“ = „Spannung“.

Alter liegen die Blutdruckwerte etwas höher. Wurden jedoch bei mehreren Blutdruckmessungen an verschiedenen Tagen erhöhte Werte gemessen – auch ohne entsprechenden Anlass – oder bleiben die Werte über mehrere Wochen auf hohem Niveau, so liegt ein hoher Blutdruck vor. Dann sind weitere Untersuchungen nötig, um die Form der Hochdruckkrankheit zu ermitteln.

Gefährlich wird es, wenn Schmerzen in der Brust oder Luftnot auftreten und gleichzeitig der Blutdruck länger anhaltend auf über 200/120 mmHg steigt – oder auch plötzlich stark gefallen ist: Dann sollten Sie den Notarzt (Telefon 112) rufen!

!

Auch unser Gehirn kann durch die Folgen des Bluthochdrucks beeinträchtigt werden.

Wird das Gehirn durch die Folgen des hohen Drucks in seiner Funktion beeinträchtigt, kann sich dies durch verschiedene Anzeichen bemerkbar machen:

- Plötzliche starke Kopfschmerzen
- Schwindel
- Sehstörungen, z. B. Doppelbilder
- Übelkeit
- Lähmungen
- Bewusstseinsstörungen
- Krampfanfälle

Eine Selbstbehandlung sollten Sie in diesen Fällen definitiv unterlassen! Hier müssen die Ursachen geklärt werden.

Mögliche Ursachen eines Blutdruckanstiegs

- Vergessene Einnahme der verordneten Medikamente
- Große Erregung, Angst, Panik oder Stress
- Drogen wie Kokain oder Amphetamine und bestimmte blutdrucksteigernde Medikamente
- Nierenerkrankungen oder Hormonstörungen – ein dadurch verursachter Bluthochdruck kann insbesondere in der Schwangerschaft gefährlich werden.

Wann spricht man von hohem Blutdruck?

Laut WHO (Weltgesundheitsorganisation) und Stiftung Warentest gelten alle Blutdruckwerte, die mehrmals am Tag über 140/90 mmHg liegen, als zu hoch. Dabei reicht es, wenn einer der beiden Werte erhöht ist. Bei einem systolischen Blutdruckwert unter 100 mmHg spricht man von einem niedrigen Blutdruck (medizinisch: Hypotonie).

Klettert der Blutdruck anhaltend über 160 mmHg, erhöht sich das Risiko für einen Schlaganfall um das Siebenfache, für eine Herzschwäche um das Vier- bis Siebenfache und für eine Durchblutungsstörung in den Beinen um das Zwei- bis Dreifache.

Für die Gefährlichkeit des hohen Blutdrucks sind auch andere Risikofaktoren, wie erhöhte Blutfettwerte, Rauchen oder vorgeschädigte Nieren ausschlaggebend. So bewertet man einen Blutdruck von 135/85 mmHg bei Diabetikern schon als Bluthochdruck, da bei ihnen das Risiko für Nierenschäden oder Herzschwäche, für einen Herz- oder Hirninfarkt bereits bei diesem Wert erhöht ist.

> **!** Risikofaktoren wie Rauchen, erhöhte Blutfettwerte oder Diabetes machen hohen Blutdruck umso gefährlicher.

Stellt man einen zu hohen Wert fest, sollte ein Augenarzt kontrollieren, ob er bereits die Durchblutung des Augenhintergrunds beeinträchtigt hat.

Frauen müssen besonders vorsichtig sein und unbedingt ihren Blutdruck kontrollieren, denn bei ihnen vermutet man eine Hypertonie oft gar nicht.

Die Ursachen von hohem Blutdruck sind bis heute nicht vollständig geklärt. Selbst dafür, warum der Blutdruck in der Schwangerschaft manchmal steigt, kennt man die Gründe nicht. Tatsächlich sind die Ursachen vielfältig und individuell. Daher kann man Bluthochdruck auch nicht nach Schema F behandeln. Wichtig ist die Unterscheidung zwischem primärem und sekundärem Bluthochdruck.

> **!** Jeder Bluthochdruck muss individuell behandelt werden.

Die häufigsten Ursachen bzw. Risikofaktoren
Übergewicht, Veranlagung, anhaltender Stress, zu viel Kochsalz bei Kochsalzempfindlichen, zu viel Alkohol, zu wenig Bewegung, Rauchen, Diabetes, hohe Blutfettwerte, Lärm.

Primärer Bluthochdruck

Bei etwa 80 bis 95 Prozent der Betroffenen kann man keine organische Ursache für den hohen Druck feststellen. In diesem Fall spricht man von primärem oder essenziellem Bluthochdruck. Seine Ursachen sind im Wesentlichen Veranlagung, Übergewicht, übermäßiger Kochsalz- oder Alkoholkonsum und andauernde Stresszustände. Diese Form des Bluthochdrucks ist auch therapeutisch beeinflussbar, man kann sie also gut behandeln.

!

Beim primären Bluthochdruck liegt keine spezielle Grunderkrankung vor.

Meistens liegt der hohe Blutdruck zwar „in der Familie", jedoch kommt dieses „Erbe" nur zum Zug, wenn sich andere Belastungen hinzugesellen, die fast immer an den oben erwähnten Ursachen liegen. Auch erhöhte Blutfettwerte oder ein Diabetes gehen mit dem Krankheitsbild einher. Ziel muss es sein, das Risiko für Bluthochdruck zu senken, damit keine lebenswichtigen Organe beeinträchtigt werden.

Sekundärer Bluthochdruck

Bei den übrigen 5 bis 20 Prozent ist der Bluthochdruck Folge einer anderen Erkrankung. Diese Unterscheidung ist wichtig, weil beim sogenannten symptomatischen oder sekundären Bluthochdruck meist die auslösende Grunderkrankung (z. B. Nierenerkrankung, Störungen des Hormon- oder Nervensystems, Verengung der Hauptschlagader, Diabetes, Schlafapnoe) behandelt werden muss. Wird die Krankheit kuriert, ist in der Regel auch der Blutdruck wieder in Ordnung. Auch manche Medikamente können als Nebenwirkung einen Bluthochdruck begünstigen. Das sind z. B. die Pille oder Hormonpräparate gegen Wechseljahresbeschwerden, einige Rheumamittel, kortisonhaltige Tabletten und MAO-Hemmer (gegen Depressionen). Manche können auch Wasser im Körper zurückhalten. Dies kann man durch ein Diuretikum bessern (siehe auch Seite 92, Pflanzliche Diuretika).

> **!** Sekundärer Bluthochdruck wird durch eine auslösende Grunderkrankung verursacht.

Wie wird der Blutdruck reguliert?

Der Blutdruck ist abhängig von der Leistungsfähigkeit des Herzens und von der Zähflüssigkeit des Blutes. Weitere Faktoren, die den Blutdruck beeinflussen, sind z. B. das Geschlecht, Alter und Körpergewicht, Veranlagung, die Konzentrationen an Natrium, Kalium, Magnesium und Kalzium im Blut, die Elastizität der Gefäßwände und das Gefäßvolumen (Letzteres ändert sich z. B. durch Ablagerungen). Hinzu kommen Faktoren wie psychosozialer und emotionaler Stress, körperliche Aktivität und Ernährung.

> **!** Die Leistungsfähigkeit des Herzens und die Zähflüssigkeit des Blutes wirken sich auf den Blutdruck aus.

An der Regulierung des Blutdrucks sind sowohl Hormone als auch das sogenannte vegetative Nervensystem beteiligt. Verengen sich die Adern (z. B. bei Kälte oder unter dem Einfluss von nervlichen und/oder hormonellen Reizen) oder wälzt der Kreislauf viel Flüssigkeit um, steigt der Blutdruck. Erweitern sich die Blutgefäße und scheidet der Körper vermehrt Flüssigkeit aus, sinkt er. Dabei können Botenstoffe, die von den Nerven abgegeben werden, die Blutgefäße verengen oder erweitern. Auch wenn die Nieren vermehrt Salze und Flüssigkeit ausscheiden, sinkt der Blutdruck. Halten Sie dagegen beides zurück, erhöht sich der Druck.

Natrium und Kalium Oft nimmt man an, dass Natrium – als Bestandteil von Kochsalz – eine blutdruckregulierende Wirkung hat. Dies trifft auf kochsalzempfindliche Personen durchaus zu. Für alle anderen ist das Verhältnis von Natrium zu Kalium wichtiger. Mithilfe von zelleigenen **Natrium-Kalium-Pumpen** wird

Natrium aus der Zelle hinaus- und Kalium in die Zelle hineingepumpt. Davon hängt unter anderem das Volumen der Zelle sowie des sie umgebenden Raumes ab. Außerdem wird durch sie der Transport von Zuckern und Eiweißbausteinen durch die Zellmembran (Zellwand) hindurch ermöglicht. Mit dem Transport von Natrium und Kalium ist ein Wassertransport zur Regulation der Flüssigkeit innerhalb der Zelle gekoppelt, der das Volumen des Blutes reguliert. Dadurch wird der Blutdruck beeinflusst.

Warum ist hoher Blutdruck gefährlich?

Bluthochdruck zählt zu den Hauptursachen von Herzinfarkt, Schlaganfall und anderen Herz-Kreislauf-Erkrankungen. Die Hälfte der Menschen, die am plötzlichen Herztod oder Infarkt sterben, haben ihn. Für den Schlaganfall ist der Bluthochdruck sogar der wichtigste Risikofaktor – hier klettert das Risiko auf 90 Prozent der Patienten. Auch allgemeine Durchblutungsstörungen und Nierenversagen können die Folge sein. Je höher der Blutdruck ist und je länger die Blutdruckwerte hoch bleiben, umso eher treten Schäden auf. Unbehandelter Bluthochdruck verkürzt laut Statistik die Lebenserwartung eines 45-jährigen Mannes um 12, einer Frau um ungefähr 8 Jahre.

> **!**
> Unbehandelt verkürzt Bluthochdruck die Lebenserwartung.

Bei hohem Blutdruck verdickt sich die Muskelschicht der Arterien im ganzen Körper, vor allem aber am Herzen und in den Herzkranzgefäßen. Die Folge: Die Blutgefäße verlieren ihre Elastizität, sie können sich dem Blutdruck immer schlechter anpassen. Das treibt ihn weiter in die Höhe. Zusätzlich schädigt der anhaltend hohe Druck die zarte Innenhaut der Arterien. Das Blut drängt so druckstark durch die Gefäße, dass das Herz schneller verschleißt. Die Nieren werden belastet und alle anderen Organe können geschädigt werden. Bluthochdruck schädigt Schlagadern, Herzkranz- und Hirngefäße auf Dauer.

Krankhafte Spätfolgen von Bluthochdruck finden sich vor allem in den kleinen Blutgefäßen. Sie werden in ihrer Struktur und Transportleistung beeinträchtigt, was zu Schädigungen unterschiedlicher Organsysteme wie Herz, Nieren, Augen und Gehirn führen kann.

Die Folgen eines unbehandelten Bluthochdrucks sind:

- Beeinträchtigung des Sehens
- Verschlechterung der Nierenfunktion
- Schlaganfall
- Herzschwäche, Herzinfarkt
- Beschleunigende Wirkung auf die Arteriosklerose

!

Es sind die Folgeerkrankungen, die einen Bluthochdruck so gefährlich machen.

Grundlage für die Entscheidung, ob Sie Medikamente brauchen oder erst einmal natürliche Methoden anwenden können, sind

- die Einschätzung des Risikos für das Herz und
- der Grad der Blutdruckerhöhung.

Haben Sie ein leichtes oder mäßig erhöhtes Risiko, sollten Sie über Wochen bis Monate beobachtet werden und eine nicht medikamentöse Therapie erhalten. Genau für solche Patienten sind die natürlichen Methoden besonders geeignet. Wenn nach dieser Beobachtungszeit systolische Blutdruckwerte bei 140 mmHg und höher oder diastolische Blutdruckwerte bei 90 mmHg und höher bleiben, sollte eine medikamentöse Therapie begonnen werden. Haben Sie einen schweren Bluthochdruck, sollte die Diagnose innerhalb weniger Tage bestätigt und dann rasch eine medikamentöse Behandlung eingeleitet werden. Selbstverständlich ist auch in diesem Fall eine begleitende und unterstützende natürliche Therapie gut – in vielen Fällen hilft sie sogar, die Medikamentendosis zu verringern. Am besten, Sie sprechen mit Ihrem Arzt darüber.

Die Standardmethoden der natürlichen Behandlung von Bewegung bis zu gesunder Ernährung sind auch in der konventionellen Medizin anerkannt, denn der positive Effekt ist durch Studien wissenschaftlich belegt.

Wie verändert sich der Blutdruck, wenn man älter wird?

!

Bluthochdruck im Alter muss nicht sein!

Früher nahm man an, dass der Blutdruck mit zunehmendem Alter automatisch steigt. Das muss aber nicht sein, denn auch im Alter ist ein Blutdruck über 140/90 mmHg zu hoch und kann immer noch gut reguliert werden.

Bei manchen älteren Patienten und Diabetikern sind die Blutgefäße jedoch so starr, dass sie durch die Manschette des Blutdruckmessgerätes nicht mehr zusammengedrückt werden können. Dann muss der Arzt den Blutdruck direkt über einen Katheter in einer Arterie messen. Ein Hinweis darauf könnte z. B. sein, dass der Blutdruck mit Medikamenten nur noch schlecht einzustellen ist. Der Patient hat dann das Gefühl, einen niedrigen Blutdruck zu haben mit starker Müdigkeit, Schwarzwerden vor den Augen etc.; trotzdem zeigt das Messgerät hohe Blutdruckwerte an.

Es gibt auch das Phänomen, dass nur der obere, systolische Wert erhöht und der untere, diastolische relativ niedrig ist. Dann liegt eine sogenannte isolierte systolische Hypertonie vor, die ab dem 65. Lebensjahr bei etwa jedem zweiten Hochdruckpatienten vorkommt. Sie wird durch eine altersbedingte Arteriosklerose der Hauptschlagader und großen Arterien verursacht. Die Gefäße sind nicht mehr elastisch genug, um die Druckspitzen nach jedem Herzschlag durch Dehnung abfedern zu können. Aber auch dieser „einseitige“ Bluthochdruck muss gesenkt werden, da er ein hohes Risiko für einen Schlaganfall oder eine andere Herz-Kreislauf-Erkrankung birgt.

Risikofaktoren, die einen hohen Blutdruck begünstigen

Je älter man wird, desto höher ist das Risiko, einen Bluthochdruck zu entwickeln. Aber es trifft auch Jüngere. Etwa 10 Prozent der unter 40-Jährigen weisen schon zu hohe Werte auf. Deshalb sollten Sie Ihren Blutdruck mindestens einmal im Jahr überprüfen lassen. Ab dem 35. Lebensjahr übernimmt die gesetzliche Krankenkasse die Kosten für einen Gesundheits-Check, in dessen Rahmen Herz-Kreislauf-Erkrankungen, Nierenschäden oder Diabetes untersucht werden. Diese Möglichkeit sollten Sie nicht verstreichen lassen.

> **!**
> Lassen Sie Ihren Blutdruck einmal im Jahr messen.

Nicht beeinflussen können Sie leider den Schweregrad des Bluthochdrucks. Frauen müssen ab einem Alter von 55 Jahren aufpassen, Männer von 65 Jahren. Achten muss man auch darauf, ob es in der Verwandtschaft Probleme mit Herz-, Kreislauf- oder Gefäßerkrankungen gab.

Der Blutdruckwert allein sagt noch nichts aus – außer er ist sehr stark erhöht. Kommen aber weitere Risikofaktoren dazu, dann steigt das Risiko, einen Herzinfarkt oder Schlaganfall zu erleiden, stark an. Im Folgenden werden diese Faktoren aufgeführt und die Möglichkeiten beschrieben, sie zu beeinflussen.

Hohe Blutfettwerte: eine stille Gefahr

Für die zahlreichen Todesfälle durch Herz-Kreislauf-Erkrankungen haben sogenannte Hyperlipidämien, also erhöhte Blutfette (im Fachausdruck Lipide) eine besondere Bedeutung. Man unterteilt sie in zwei Gruppen:

- Triglyzeride oder Neutralfette
- Cholesterin

Beide Stoffgruppen benötigt der Körper zum Leben. Er erhält diese Fette aus der Nahrung oder stellt sie in der Leber selbst her.

Zum Gesundheitsrisiko werden sie erst, wenn zu viel davon im Körper vorliegt.

!

Blutfette sind nur gefährlich, wenn sie überhandnehmen.

Das Problem ist, dass Betroffene zu hohe Blutfettwerte nicht unmittelbar spüren. Sie werden im Grunde nur entdeckt, wenn der Arzt die Blutwerte erfasst. Zu viel Cholesterin und Triglyzeride im Blut begünstigen jedoch deren Anlagern an die Arterieninnenwand.

Ohne dass man es merkt, können die erhöhten Blutfette still und heimlich die Gefäße angreifen. Die beiden „stillen Killer" – hoher Blutdruck und erhöhte Blutfette – können gemeinsam Herzinfarkt, Schlaganfall und akute Durchblutungsstörungen eines Beines oder seltener auch eines Armes hervorrufen. Sind die Herzkranzgefäße plötzlich verschlossen, kann es zum Herztod kommen.

Leider sind erhöhte Blutfettwerte weit verbreitet. Etwa ein Drittel der Bevölkerung hat zu hohe Cholesterinwerte und bei weiteren 40 Prozent sind sie risikoverdächtig. Zu hohe Triglyzeridwerte hat fast jeder fünfte Mann und etwa jede achte Frau. Auch diese Werte können Sie beim Gesundheits-Check überprüfen lassen. Gehen Sie nüchtern zur Blutabnahme, verzichten Sie also mindestens 5 Stunden vorher auf jegliches Essen und kalorienhaltige Getränke.

Ursachen Die Ursachen erhöhter Blutfettwerte sind entweder erblich, durch die Einnahme bestimmter Medikamente wie Entwässerungsmittel, Anabolika und die „Pille" oder durch Ernährungsfaktoren bedingt. Zu Letzteren zählen Übergewicht und vor allem die Menge und Zusammensetzung des Nahrungsfettes, die Höhe des Nahrungscholesterins sowie die Ballaststoffzufuhr.

Dabei können die meisten Fettstoffwechselstörungen durch eine konsequente Ernährungsumstellung behandelt werden. Sogar wenn bereits eine medikamentöse Therapie erfolgt, empfiehlt sich zusätzlich eine fett- und cholesterinbewusste Ernährungsweise, um die Menge der Medikamente reduzieren zu können.

Eines muss man betonen: Ohne eine entsprechende Veranlagung gibt es weder erhöhte Triglyzerid- noch erhöhte Cholesterinwerte, auch wenn man noch so übergewichtig ist und noch so viel Fett isst. Wenn man jedoch die Veranlagung dazu hat, steigen die Werte bei Übergewicht. In diesem Fall können die Blutfettwerte durch Gewichtsabnahme meist auch wieder gesenkt werden. Dazu reichen oft schon wenige Kilogramm.

!

Bei Fettstoffwechselstörungen hilft eine Umstellung der Ernährung.

Diabetes: zu viel Zucker im Blut

Ungefähr 50 Prozent aller nicht insulinpflichtigen Diabetiker (Typ-2-Diabetes) haben einen hohen Blutdruck. Bei ihnen treten Herzinfarkt, Schlaganfall und Durchblutungsstörungen aller Art drei- bis viermal häufiger auf als bei der übrigen Bevölkerung. Wird Typ-2-Diabetes entdeckt, hat bereits die Hälfte davon Durchblutungsstörungen an den Herzkranzgefäßen oder wird innerhalb kurzer Zeit daran erkranken.

Warum das so ist? Nun, enthält das Blut viel Zucker, entstehen auch viele freie Radikale. Sie schädigen die Gefäßinnenwand, wodurch die bereits erwähnten Ablagerungen entstehen. Zusätzlich verdicken sich die Arterien, zuerst die kleinen, später auch die größeren. Die Adern werden starr und verengen sich. Dadurch wiederum verschlechtert sich die Durchblutung, und zwar besonders in den sauerstoffempfindlichen Geweben des Gehirns und am Herzen. Der Blutdruck steigt.

Zusätzlich ist „süßes“ Blut „klebrig“ – nicht umsonst bedeutet Diabetes mellitus übersetzt „honigsüßer Durchfluss“: Seine Bestandteile, allen voran die Blutplättchen, verklumpen leicht zu Gerinnseln, weil der hohe Blutzucker das Gerinnungssystem im Blut aktiviert.

!

Diabetes mellitus = gr.-lat. „honigsüßer Durchfluss“

Zwei Drittel aller Herzinfarkt-Patienten haben einen gestörten Kohlenhydratstoffwechsel und damit einen beginnenden

Typ-2-Diabetes – die meisten wissen es nur nicht. Generell sollten Diabetiker ihren Blutdruck regelmäßig kontrollieren.

Ist der Blutzucker zudem über viele Jahre schlecht eingestellt, kann es zur Nierenschädigung kommen. Das führt zusätzlich zu einem hohen Blutdruck. Dagegen kann eine sehr gute Blutdruckeinstellung eine Verschlechterung der Nierenfunktion bei diesen Patienten verhindern oder zumindest verzögern.

Ein männlicher Diabetiker mit Bluthochdruck hat gegenüber einem Nichtdiabetiker mit gleich stark erhöhtem Blutdruck ein auf das Doppelte erhöhtes Erkrankungs- und Todesrisiko. Bei Frauen ist das Risiko sogar noch höher.

Ein weiteres unangenehmes Problem ist, dass Diabetes die Nerven angreift, mit Schmerzen, Missempfindungen und Gefühllosigkeit vor allem an den Beinen. Dies begünstigt offene Stellen und Geschwüre an den Füßen (diabetisches Fußsyndrom) und kann bis zur Amputation führen. Sexualstörungen bei Männern bis hin zur Impotenz gehören leider auch dazu.

Spätschäden von Diabetes

- Zunehmender Sehverlust
- Nierenschäden
- Nervenschmerzen
- Missempfindungen und Gefühllosigkeit in Füßen und Beinen
- Offene Füße und Unterschenkel
- Sexualstörungen
- Herzinfarkt und Schlaganfall

Da bei Hypertonikern das Risiko, an Diabetes zu erkranken, etwa doppelt so hoch ist wie bei Menschen mit normalem Blutdruck, sollten Sie mindestens einmal im Jahr den Wert für den Nüchternblutzucker bestimmen lassen. Ist der Wert verdächtig, sollte ein Zuckerbelastungstest vorgenommen werden. Sie können Ihren Blutzucker auch in manchen Apotheken bestimmen lassen. Ein Urintest zur Bestimmung des Zuckergehalts ist dagegen nicht genau genug.

!

Lassen Sie den Blutzucker mindestens einmal jährlich bestimmen.

Rauchen tötet!

Insgesamt 300 Menschen in Deutschland sterben Tag für Tag an den Folgen des Zigarettenkonsums. Würde täglich ein Flugzeug mit so vielen Menschen an Bord abstürzen – was gäbe das für einen Aufstand!

Dr. med. Marianne Koch, die bekannte Schauspielerin und Ärztin, meint dann auch: „Kluge Menschen rauchen nicht". Sie hat recht, denn im Durchschnitt verliert man durch das regelmäßige Rauchen 10 bis 22 Lebensjahre. Sechsmal höher ist das Risiko bei Rauchern, dass sich die Arterien verschleißen. Kommen noch andere Risiken für Herz-Kreislauf-Erkrankungen hinzu (Übergewicht, Diabetes etc.) ist es sogar zehnmal höher. Täglich 100 Todesfälle durch Herzkrankheiten, hohen Blutdruck oder Schlaganfall gehen nur auf das Rauchen zurück. Durchschnittlich erleiden Raucher mit 50 Jahren ihren ersten Infarkt, bei Nichtrauchern dauert es 10 Jahre länger. Trotzdem raucht immer noch jeder Dritte. Das Rauchen selbst führt zwar nicht zu chronischem Bluthochdruck, gehört aber neben dem Bluthochdruck und erhöhten Cholesterinwerten zu den wichtigsten Risikofaktoren für Herz-Kreislauf-Erkrankungen. Laut Stiftung Warentest ist Rauchen sogar der Risikofaktor Nummer eins für den Herzinfarkt. Dazu kommt die Gefahr, einen Schlaganfall zu erleiden.

!

Rauchen ist Risikofaktor Nummer eins für den Herzinfarkt.

Passivrauchen ist nicht besser

Auch Passivrauchen ist gefährlich: Wer mit Rauchern zusammenlebt, hat ein um 30 Prozent höheres Risiko, an Lungenkrebs zu erkranken. Die Konzentration von Schadstoffen ist im Nebenstromrauch teilweise sogar noch höher als im Hauptstromrauch.

Oft wird mit dem 80-jährigen Onkel argumentiert, der trotz Rauchens so alt geworden ist. Das stimmt vielleicht. Jedoch überlebten vor Jahren, als die Pest ausbrach, auch einige die Krankheit bzw. bekamen sie nicht. Die Regel aber war, dass man daran starb (damals wurden zwei Drittel der Bevölkerung Europas ausgelöscht). Ähnlich ist es bei Rauchern. Nur manche werden 80 Jahre und älter, die Regel aber ... Selbstverständlich sterben auch Menschen an Krebs oder Herzinfarkt, die nicht geraucht haben. Diese Krankheiten sind nicht nur auf einen einzigen Auslöser zurückzuführen – es kommen meist mehrere zusammen. Jedoch ist das Rauchen einer der weitaus wichtigsten Gründe.

Aufhören, sofort

!

Zeigen Sie dem blauen Dunst die Rote Karte!

Hier hilft nur eines: aufhören. Doch das ist leichter gesagt als getan. Schließlich machen die Inhaltsstoffe der Zigarette abhängig bzw. werden Gehirnstrukturen so beeinflusst, dass der Körper meint, nicht mehr ohne diese Substanzen auskommen zu können – eine geschickte Methode, seine Kundschaft an sich zu fesseln.

Haben Sie schon einmal vergeblich versucht aufzuhören, so geben Sie bitte nicht auf! Beim nächsten Versuch ist die Wahrscheinlichkeit, dass es gelingt, schon höher. Es gibt zahlreiche Gruppenprogramme, die von Volkshochschulen, Kliniken, freien Praxen und anderen Gesundheitseinrichtungen angeboten werden. Solche Programme haben gute Erfolgsquoten und sind besonders starken Rauchern zu empfehlen. Anbieter vor Ort erfahren Sie bei Ihrer Krankenkasse oder Rauchertelefonen. Auch im Internet findet man Hilfen: www.rauchfrei-info, www.dhs.de.

Tipps zum Aufhören erhalten Sie u. a. beim Deutschen Krebsforschungszentrum (Adresse siehe Seite 140).

Die Vorteile des Rauchstopps

Wenn Sie hohen Blutdruck haben, können Sie Ihr Risiko für einen Herzinfarkt oder Schlaganfall um fast die Hälfte vermindern, wenn Sie das Rauchen aufgeben. Die Amerikanische Krebsgesellschaft hat die kurz- und langfristigen Vorteile von Rauchstopps untersucht (Quelle: Deutsche Hauptstelle für Suchtfragen):

- Nach 20 Minuten sinken Puls und Blutdruck auf normale Werte, denn kurz nachdem man zu rauchen begonnen hat, steigt der Blutdruck kurzzeitig um bis zu 30 mmHg.
- Nach 8 Stunden sinkt der Kohlenmonoxidspiegel im Blut und der Sauerstoffpegel nimmt normale Höhen an.
- Nach 24 Stunden geht das Herzinfarktrisiko bereits leicht zurück.
- Nach 48 Stunden beginnen die Nervenenden mit der Regeneration, Geruchs- und Geschmackssinn verbessern sich.
- Nach 2 Wochen bis 3 Monaten stabilisiert sich der Kreislauf und die Lungenfunktion verbessert sich.
- Nach 1 bis 9 Monaten gehen die Hustenanfälle, die Verstopfung der Nasennebenhöhlen und die Kurzatmigkeit zurück. Indem Schleim abgebaut wird, reinigt sich die Lunge allmählich.
- Nach einem Jahr ist das Risiko, dass der Herzmuskel zu wenig Sauerstoff erhält, nur noch halb so groß wie bei einem Raucher.
- Nach 5 Jahren ist das Risiko, an Lungenkrebs zu sterben, um die Hälfte gesunken. Auch das Risiko von Krebserkrankungen der Mundhöhle, Luft- und Speiseröhre ist um die Hälfte zurückgegangen.
- Nach 10 Jahren ist das Lungenkrebsrisiko bis auf ein normales Niveau gesunken.
- Nach 15 Jahren schließlich ist das Risiko eines Herzinfarkts nicht höher als beim Nichtraucher.

Die besten Erfolge mit dem Aufhören wurden beobachtet, wenn man von einem Tag auf den anderen aufhört. Langsam die Stückzahl der Zigaretten zu reduzieren, funktioniert oft nicht.

Raucher fürchten häufig eine Gewichtszunahme durch den Rauchstopp und tatsächlich nehmen viele, die aufhören, erst einmal 2 bis 4 Kilogramm zu. Die gesundheitlichen Vorteile sind jedoch so hoch, dass sie diesen Nachteil überwiegen. Überdies bekommen viele Ex-Raucher ihr Gewicht mit bewusster Ernährung und ausreichender Bewegung wieder in den Griff.

!

Gönnen Sie sich vom eingesparten Geld z. B. einen schönen Kurzurlaub!

Bevor Sie mit Rauchen aufhören, führen Sie sich am besten die zahlreichen Vorteile vor Augen, z. B. dass Sie beim Treppensteigen nicht mehr so leicht aus der Puste kommen, andere Sie wieder besser „riechen“ können und Sie eine Menge Geld sparen, das Sie nun anderweitig verwenden können.

Um besonders kritischen Situationen auf die Spur zu kommen, hat sich das Führen eines Raucherprotokolls bewährt. Sie finden eine Vorlage im Internet z. B. unter rauchfrei-info.de.

Auch Nikotinersatztherapien können den Ausstieg erleichtern, vor allem für Menschen, die mehr als zehn Zigaretten am Tag rauchen. Nikotinersatzpräparate führen das gewohnte Nikotin zu, wodurch körperliche Entzugserscheinungen wie Schlafstörungen und Nervosität erträglicher und die Rauchgewohnheiten unterbrochen werden. Damit verlernt man erst einmal bewährte Rauchmuster. Nach spätestens einem Vierteljahr sollte man die Behandlung mit den Präparaten beenden.

Diese Nikotinprodukte sind in Form von Pflaster, Kaugummi, Tabletten oder Inhaler ohne Rezept in Apotheken erhältlich. Am besten sprechen Sie vorher mit Ihrem Arzt über die Anwendung, denn bei einer instabilen Angina Pectoris, bei erheblichen Herzrhythmusstörungen oder kurz nach einem überstandenen Herzinfarkt oder Schlaganfall darf man keine Nikotinersatztherapie durchführen.

Alkohol: weniger ist mehr

Leider ist es so, dass regelmäßiger Alkoholgenuss von mehr als einer Flasche Bier oder zwei kleinen Gläsern Wein pro Tag den Blutdruck um 5 bis 10 mmHg erhöht. Warum hoher Alkoholkonsum diese negative Wirkung hat, weiß man nicht. Aber nicht nur das: Zu viel Alkohol schädigt auch den Herzmuskel und lässt die Triglyzeridwerte steigen. Außerdem macht das Getränk gern abhängig. Insofern ist es einfach besser, den Konsum einzuschränken.

Frauen wird empfohlen, täglich nicht mehr als 10 Gramm Alkohol zu trinken. Das entspricht 250 Millilitern Bier oder 125 Millilitern Wein. Männer vertragen das Doppelte. Der Grund dafür, dass Frauen empfindlicher reagieren als Männer, liegt darin, dass der weibliche Körper Alkohol schlechter abbaut als der männliche. Zudem sind Frauen in der Regel kleiner als Männer und haben weniger Blut zur Verdünnung zur Verfügung.

Bei deutlich erhöhten Triglyzeridwerten kann es sogar sein, dass der Arzt von den zwei Gläsern Sekt zum Anstoßen oder von dem Glas Punsch zu Weihnachten abrät.

Bei regelmäßigem Genuss von täglich mehr als 30 Gramm Alkohol verdoppelt sich das Risiko, einen Bluthochdruck zu entwickeln, im Vergleich zu Menschen, die keinen Alkohol trinken. Experten vermuten, dass bei fast 10 Prozent aller Hochdruckkranken Alkohol eine Rolle spielt. Bereits bei einmaligem Alkoholkonsum steigt bei Hochdruckkranken der Blutdruck um 5 bis 10 mmHg für etwa eine Stunde. Bei Gesunden klettern die Werte kaum messbar nach oben.

Stress: mächtig unter Druck

Sie kennen das: Sind Sie vor Freude ganz aufgeregt, spüren Sie Ihr Herz pochen – der Blutdruck steigt. Sogar ein entscheidendes Tor bei einem Fußballspiel kann den Blutdruck in die Höhe treiben. Aber auch Angst verursacht diesen Effekt – das Herz schlägt einem bis zum Hals. Derartige Situationen sind normal und ein wenig Stress gehört nicht nur zum Leben, er ist sicherlich auch nicht ungesund.

!

Stress ist heute keine Managerkrankheit mehr.

Aber Stress kann den Blutdruck auch dauerhaft in die Höhe treiben und zum Herzinfarkt führen. Die Krankheit gilt als Managerkrankheit. Der ewig gestresste, von Termin zu Termin hetzende, sehr viel Geld verdienende Karrieretyp war der typische Herzinfarktkandidat. Das hat sich geändert. Unternehmer und gut verdienende leitende Angestellte haben inzwischen erkannt, dass dieser Lebenswandel nicht für ein langes Leben sorgt. Der moderne Business-Mensch raucht nicht, trinkt allenfalls wenig, hat kein Übergewicht, treibt Sport, isst gesund und entspannt sich außerhalb des stressigen Jobs.

Wer ist dann heute vor allem betroffen? Nun, es sind diejenigen, die Angst haben um ihren Job. Diejenigen, die leicht vor die Tür gesetzt werden können und von ihrem Chef nahegelegt bekommen, dass sie Überstunden – auch kostenlos – leisten müssen, wenn sie ihren Job behalten wollen. Alleinerziehende Mütter, die arbeiten, dann ihre Kinder abholen, zum Einkaufen hetzen, die Hausaufgaben betreuen und wenn die Kinder schlafen, waschen, bügeln, vorkochen, aufräumen – also Erziehung und Job unter einen Hut kriegen müssen. Sie alle stehen unter einem hohen Leistungsdruck.

Aber es sind auch Männer, die deftige Hausmannskost essen, rauchen, gerne einen über den Durst trinken und allenfalls Fernsehsport betreiben. Oder die Sachbearbeiterin, die 8 oder 12 Stunden vor dem Bildschirm sitzt, sich regelmäßig über Kollegen und Vorgesetzte aufregt, in der Kantine isst, mit dem Auto zur Arbeit fährt und Sport ebenfalls nur vom Zuschauen kennt.

!

Wer ständig unter Druck steht, ist ein Kandidat für Bluthochdruck und Herzinfarkt.

Eine Untersuchung zeigte, dass der Blutdruck während eines Arbeitstages im Durchschnitt höher liegt als während eines Freizeittages. Es gibt Menschen, die eine regelrechte „Arbeitsplatzhypertonie“ entwickeln.

Die Rolle der Stresshormone

Das Gefühl der Überforderung setzt im Körper eine Hormonkaskade in Gang. Das sympathische Nervensystem bringt das Nebennierenmark dazu, die Hormone Adrenalin und Noradrenalin auszuschütten. Diese beiden führen zu einem Blutdruckanstieg und zu einer Beschleunigung der Herztätigkeit. Auch das Hirn arbeitet parallel dazu und stimuliert die Nebennierenrinde, die dann das Stresshormon Kortisol produziert. Dessen Aufgabe ist es, dem Körper genügend Zucker, also Glukose, als Hirnnahrung bereitzustellen. Deshalb erhöht sich der Blutzuckerspiegel durch die Ausschüttung von Kortisol.

Diese Hormonkaskade ist ein Mechanismus, der noch aus der Steinzeit stammt, als wir vor wilden Tieren flüchten mussten. Ist die Gefahr vorbei, fährt der Körper das Stressprogramm wieder herunter.

Dennoch macht diese Reaktion heute noch Sinn: Wir müssen uns voll konzentrieren können und benötigen den höheren Blutdruck, um einen Vortrag zu halten, eine Prüfung zu überstehen oder eine andere schwierige Aufgabe bewältigen zu können. Das kann uns beflügeln und zu Höchstleistungen anspornen. Das gehört zum Leben. Jedoch gehört zum Leben auch, sich zu entspannen. Es muss eine entspannte Phase folgen, denn der Wechsel zwischen beiden Extremen ist der Grundrhythmus, der unserem Leben Struktur gibt.

> **!**
> Auf Anspannung muss immer Entspannung folgen.

Durch die heutige Anspannung im Beruf oder Doppelbelastung von Job und Familie ist häufig keine Entspannung mehr möglich. Und wenn man im Alltag nicht „fliehen" kann, erzeugt das Dauerstress, der krank machen kann. Die Symptome sind ganz verschieden: Die einen können nicht mehr schlafen, haben Probleme mit Magen oder Darm, andere fühlen sich chronisch erschöpft. Es kommt zu Infekten und darüber hinaus zu einem Schaden an den Blutgefäßen. Ein Bluthochdruck oder andere Herz-Kreislauf-Erkrankungen können entstehen.

Was Dauerstress bewirkt

- Schlafprobleme
- Magen- oder Darmbeschwerden
- Chronische Erschöpfung
- Vermehrte Infekte
- Bluthochdruck oder andere Herz-Kreislauf-Erkrankungen

Auch für Frauen sind Herzinfarkt und Schlaganfall die führenden Todesursachen. Am ersten Herzinfarkt sterben fast doppelt so viele Frauen wie Männer. In der Regel sind Frauen jedoch bis zu 10 Jahre älter als Männer, wenn sie einen Herzinfarkt erleiden. Das führt dazu, dass sie dann mehr Zusatzerkrankungen aufweisen, z. B. einen Diabetes oder Bluthochdruck. Die weiblichen Hormone, die Östrogene, schützen die Frauen bis zu den Wechseljahren. So erkranken bis zur Menopause deutlich weniger Frauen an Bluthochdruck. Danach holen Frauen auf und liegen nach den Wechseljahren fast gleichauf mit den Männern bzw. haben dann sogar ein höheres Schlaganfallrisiko als Männer.

!

Weibliche Hormone schützen Frauen bis zu den Wechseljahren.

Tatsache bleibt: Dauerstress macht krank! Dabei ist es egal, ob es sich um positiven oder negativen Stress handelt. Dauerstress und ständige innere Anspannung sind ein wichtiger Risikofaktor und häufig die Ursache von Bluthochdruck. Durch die ständige Adrenalinausschüttung verengen sich die Gefäße und das Herz muss gegen die erhöhte Anspannung anpumpen. Fühlen Sie sich also ständig gereizt, gehetzt oder angespannt, sollten Sie besser Ihr Leben verändern und so den Blutdruck normalisieren. Man benötigt einfach Zeit für sich selbst, das heißt Zeit, um über sich und sein Leben nachzudenken. Es gibt auch eine Reihe von Therapien, die zur Entspannung führen (siehe Seite 109, „Nur die Ruhe“). Für solche Entspannungsverfahren benötigt man zwischen 20 und 40 Minuten täglich – ein Zeitaufwand, der sich lohnt!

Überschüssige Pfunde machen Druck

Etwa zwei Drittel der Männer und über die Hälfte der Frauen sind zu dick und schaden ihrer Gesundheit generell, aber auch der Blutdruck steigt durch üppiges Essen und Übergewicht. Die Deutsche Gesellschaft für Ernährung hält Übergewicht sogar für das wichtigste Ernährungsproblem in Deutschland, ganz besonders in den Altersgruppen über 30 Jahren. Mehr als die Hälfte der Frauen und Männer mit Übergewicht entwickeln einen Bluthochdruck und drei Viertel aller Hypertoniker sind zu dick. Dazu kommt, dass Fettleibigkeit ein Risiko dafür ist, an Diabetes und Fettstoffwechselstörungen, an Gicht, Gelenkerkrankungen oder Krebs zu erkranken. Leider entwickeln sich diese Gesundheitsstörungen schleichend, weshalb man erste Anzeichen wie Atemnot und starkes Schwitzen nicht ernst nimmt.

> **!**
> Übergewicht ist bei uns das gewichtigste Ernährungsproblem.

Dabei beginnt das Problem sehr früh: Haben Kinder bereits zu viele Pfunde auf den Rippen, so besteht auch für sie nicht nur das Risiko eines hohen Blutdrucks. Im Erwachsenenalter ist auch die Wahrscheinlichkeit für das Auftreten von Stoffwechsel- und Herz-Kreislauf-Erkrankungen erhöht. Da sie auch gerne Fast Food „genießen", essen sechs- bis unter 18-Jährige auch zu viel Salz. So können schon junge Menschen erhöhte Blutdruckwerte haben, die zu einer Herzschwäche, zur koronaren Herzkrankheit und zu arteriosklerotischen Ablagerungen in den Gefäßen führen.

Die Lösung: abspecken

Hier hilft in erster Linie eins: abspecken (siehe auch Seite 40, „Abnehmen, aber mit Köpfchen!"). Da Diäten bei Kindern allerdings häufig in eine Essstörung führen, sind sie tabu. Die Devise lautet daher auch nicht weniger, sondern besser. Übersetzt in den Alltag heißt dies: viel Obst und Gemüse sowie Vollkornprodukte, wenig Salz und Fett. Dann sinkt der Blutdruck – und nicht nur das:

> **!**
> Diäten sind bei Kindern tabu.

- Die Salzempfindlichkeit nimmt ab, das heißt, der Blutdruck reagiert nicht mehr so stark auf Kochsalz, das mit der Nahrung aufgenommen wird.
- Die Blutzuckerwerte sinken. Laut Stiftung Warentest kann sich die Stoffwechsellage wieder vollständig normalisieren oder die Entwicklung eines Diabetes wird verhindert.
- Das schädliche LDL-Cholesterin wie auch die Triglyzeridwerte sinken, das „gute“ HDL-Cholesterin steigt.
- Das Risiko, an einigen Krebserkrankungen zu sterben, sinkt um fast die Hälfte.
- Man entlastet vor allem Gelenke wie Hüft- und Kniegelenk und die Knöchel, aber auch die Wirbelsäule.
- Schlaf-Atmungsstörungen bessern sich. Menschen, die an diesem sogenannten Schlafapnoe-Syndrom leiden, haben einen unruhigen Nachtschlaf, der wegen vieler kurzer Atempausen immer wieder unterbrochen wird. Es gilt als Mitverursacher von Bluthochdruck und anderen Herz-Kreislauf-Erkrankungen.
- Durch Gewichtsreduktion kann man auch einem Bluthochdruck vorbeugen: Insbesondere wenn die Werte im Grenzbereich liegen, kann Abspecken dazu beitragen, dass der Blutdruck unterhalb des Grenzwertes von 140/90 mmHg bleibt. Dabei führt meist schon das Abspecken weniger Kilos zu einer deutlichen Verbesserung der Blutdruckwerte.

!

HDL = Lipoprotein hoher Dichte,
LDL = Lipoprotein geringer Dichte

!

Schon ein paar Kilos weniger verbessern die Blutdruckwerte deutlich.

In der Regel liegt Übergewicht nicht an den Genen oder an hormonellen Störungen, etwa einer Schilddrüsenunterfunktion. Betablocker gegen den hohen Blutdruck können allerdings eine Gewichtszunahme fördern ebenso wie die Pille, Neuroleptika (bei psychiatrischen Erkrankungen), Antidepressiva, Kortison oder bestimmte Medikamente zur Senkung des Blutzuckers wie Insulin.

Besonders ungesund ist ein zu dicker Bauch, denn daraus wird Fett leicht mobilisiert und das erhöht die Blutfettwerte. Dieser

„Wohlstandsbauch" führt oft zum sogenannten metabolischen Syndrom. Das bedeutet, dass zum Übergewicht (in Apfelform) und Bluthochdruck gestörte Blutfettwerte (wenig HDL-Cholesterin, viel Triglyzeride) und ein Typ-2-Diabetes oder zumindest eine gestörte Glukosetoleranz hinzukommen. Damit erhöht sich das Risiko für einen Schlaganfall oder Herzinfarkt entsprechend.

!

Pro abgenommenem Kilogramm Körpergewicht sinkt der Blutdruck um mindestens 1 bis 2 mmHg. Sind 10 Kilogramm geschafft, ist mit einer Blutdrucksenkung von 8 bis 15 mmHg zu rechnen.

Bewegungsmangel geht aufs Herz

Körperliche Inaktivität schwächt den Körper generell, mal abgesehen davon, dass sie den Fettansatz vergrößert. Herz, Kreislauf und Lungen inaktiver Menschen arbeiten ineffektiv.

Schon bei kleinen Anstrengungen, die Trainierte locker wegstecken, schlägt das Herz bis zum Hals. Knochen, Muskeln und Gelenke verlieren an Substanz. Der Stoffwechsel ist unterfordert

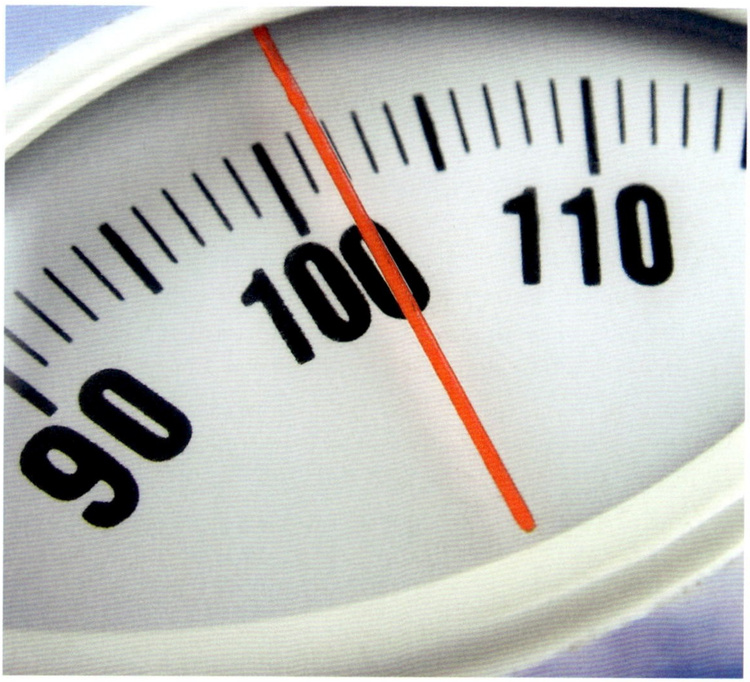

Schon ein paar Kilos weniger verbessern die Blutdruckwerte deutlich.

!

Je mehr man sich bewegt, umso besser wirken die verordneten Medikamente.

und baut Fettdepots auf statt ab. Sogar das Gehirn wird langsamer und auch die Psyche leidet.

Dagegen führt regelmäßige, moderate Bewegung in einen gesünderen Lebensstil, erhöht das Wohlbefinden und kann vor Bluthochdruck schützen. Hat man das Problem bereits, trägt körperliche Aktivität oft dazu bei, erhöhte systolische und diastolische Druckwerte erfolgreich zu senken.

Der Einfluss der weiblichen Hormone

!

Kontrollieren Sie Ihren Blutdruck, wenn Sie die Pille nehmen.

Zu den bereits genannten Risikofaktoren kommen bei Frauen, die mit der Pille verhüten, noch künstliche Hormone hinzu: Bei jungen Frauen verdoppelt bis verdreifacht die Pille das ansonsten niedrige Risiko, Bluthochdruck zu bekommen. Sie sollten mindestens einmal im Jahr ihren Blutdruck kontrollieren lassen, sich eventuell sogar ein eigenes Messgerät besorgen und die Werte öfters überprüfen. Sind die Werte zu hoch, sollten sie besser auf andere Verhütungsmethoden ausweichen.

Dagegen sind die Hormonpräparate in den Wechseljahren meist kein Problem bei Bluthochdruck, wenn sie nur sparsam und zeitlich begrenzt eingenommen werden.

Auch ein Zehntel der werdenden Mütter hat – vor allem im letzten Drittel der Schwangerschaft – Probleme mit Bluthochdruck. Gerade dann sind alternative Methoden gefragt. In diesem Falle sind das viele Ruhepausen, Einschränkung der Aktivitäten, eventuell sogar Bettruhe. Ist der Job sehr anstrengend, sollte man möglicherweise über Arbeitszeitverkürzungen nachdenken und kurzfristig auf andere Arbeitsgebiete ausweichen. Der Chef sollte bzw. muss Verständnis dafür aufbringen. Solche Maßnahmen können Medikamente überflüssig machen.

Die eigenen Messwerte überprüfen

Wenn Sie wissen, wie hoch Ihr Blutdruck ist, und Ihre Cholesterinwerte kennen, können Sie sehen, ob diese Werte korrigiert werden müssen. Die Maßeinheit für die Blutdruckwerte ist „mmHg", das bedeutet: Millimeter Quecksilbersäule. Es ist eigentlich eine veraltete Maßeinheit für Druck, die inzwischen in anderen Bereichen durch die Maßeinheit Pascal (Pa) ersetzt wurde. International würde 1 mmHg einem Wert von 133 Pa entsprechen.

Die folgenden Tabellen können Ihnen helfen, eine eventuelle Behandlungsbedürftigkeit zu erkennen:

Unterscheidung normale und erhöhte Blutdruckwerte

	OBERER WERT (SYSTOLISCH, mmHg)	UNTERER WERT (DIASTOLISCH, mmHg)	EMPFEHLUNG
Normaler Blutdruck			
Optimal	Unter 120	Unter 80	Hohe Lebenserwartung
Normal	Unter 130	Unter 85	
Noch normal	130–139	85–89	Häufiger kontrollieren
Grenzwertig	140–149	90–94	Ärztliche Behandlung
Hoher Blutdruck			
Leicht erhöht = Grad 1 Hypertonie	140–159	90–99	Ärztliche Behandlung
Mittelschwer erhöht = Grad 2 Hypertonie	160–179	100–109	Ärztliche Behandlung
Stark erhöht = Grad 3 Hypertonie	Über 180	Über 110	Ärztliche Behandlung dringend empfohlen!

Diabetes, Nieren- und Herzerkrankungen stellen Risiken dar, die schon bei niedrigeren Blutdruckwerten einen Arztbesuch erforderlich machen.

Richtwerte für Cholesterin und Triglyzeride

Personen ohne Risikofaktoren (Nichtraucher, normaler Blutdruck, kein Diabetes)	
Gesamtcholesterin	Unter 250 mg/dl bzw. 6,5 mmol/
LDL	Unter 160 mg/dl bzw. 4,0 mmol/l
HDL	Über 40 mg/dl bzw. 1,0 mmol/l
Quotient LDL/HDL	Unter 4
Triglyzeride	Maximal 200 mg/dl bzw. 2,5 mmol/l
Personen mit Risikofaktoren für Arteriosklerose (Raucher, hoher Blutdruck)	
Gesamtcholesterin	Unter 200 mg/dl bzw. 5,0 mmol/l
LDL	Unter 130 mg/dl bzw. 3,5 mmol/l
HDL	Über 40 mg/dl bzw. 1,0 mmol/l
Quotient LDL/HDL	Unter 3
Personen mit Arteriosklerose, Diabetes oder nach überstandenem Herzinfarkt	
Gesamtcholesterin	Unter 190 mg/dl bzw. 4,5 mmol/l
LDL	Unter 115 mg/dl bzw. 2,5 mmol/l
HDL	Über 40 mg/dl bzw. 1,0 mmol/l bei Männern, über 48 mg bei Frauen
Quotient LDL/HDL	Unter 2
Triglyzeride	Unter 150 mg/100 ml (1,7 mmol/l)

Die Grenzwerte sollten nach einem erlittenen Herzinfarkt oder Diabetes mellitus niedriger sein.

Bei Kindern ist der Blutdruck niedriger als bei Erwachsenen. Der systolische Wert liegt bei ihnen je nach Alter zwischen 90 und 120 mmHg, der diastolische unter 90 mmHg.

Weitere Untersuchungswerte

RISIKOFAKTOR	WERT, DER NICHT ÜBERSCHRITTEN WERDEN SOLLTE
CRP-Wert	Max. 3 mg/l Blut
Glukose (Traubenzucker) im Serum	Nüchtern: zwischen 60 und 100 mg/dl Nach dem Essen: 140 mg/dl

!

Der CRP-Wert ist ein Indikator für entzündliche Prozesse.

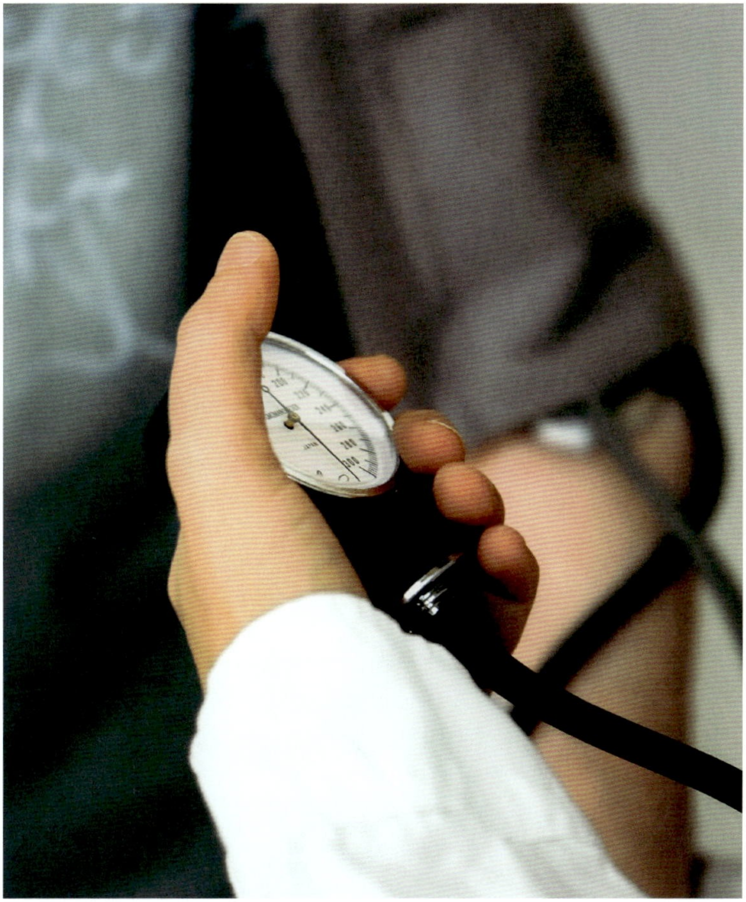

Wenn Sie wissen, wie hoch Ihr Blutdruck ist, und Ihre Cholesterinwerte kennen, können Sie sehen, ob diese Werte korrigiert werden müssen.

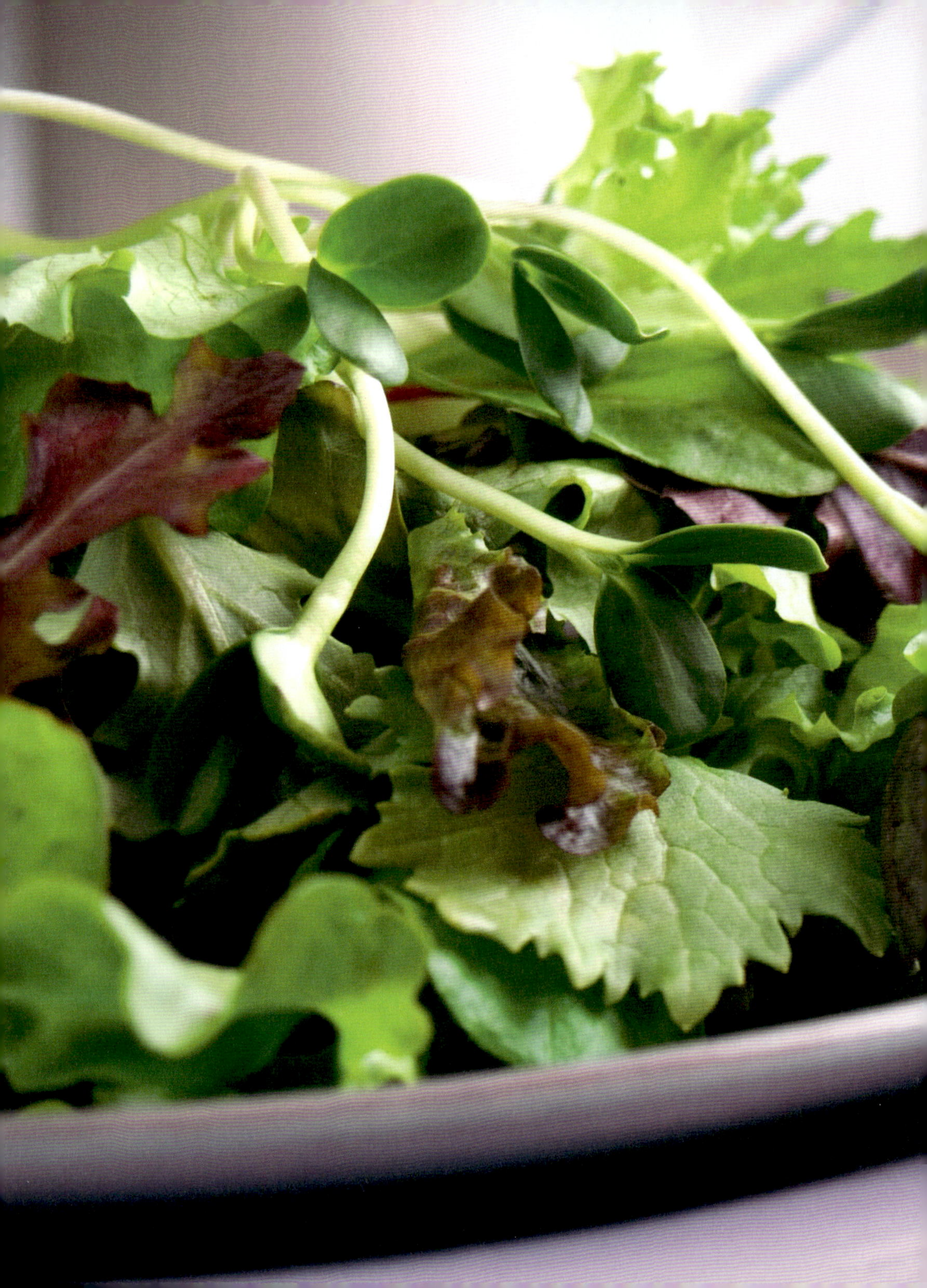

DEN BLUTDRUCK EINFACH BEIM ESSEN SENKEN

Blutdrucksenkende Medikamente haben Nebenwirkungen. Doch die gute Nachricht ist, dass sie in vielen Fällen gar nicht nötig sind. Ein hoher Blutdruck sinkt nämlich oft schon, wenn man abnimmt und auf eine gesunde Ernährung achtet. Wie leicht das funktioniert, erfahren Sie in diesem Kapitel.

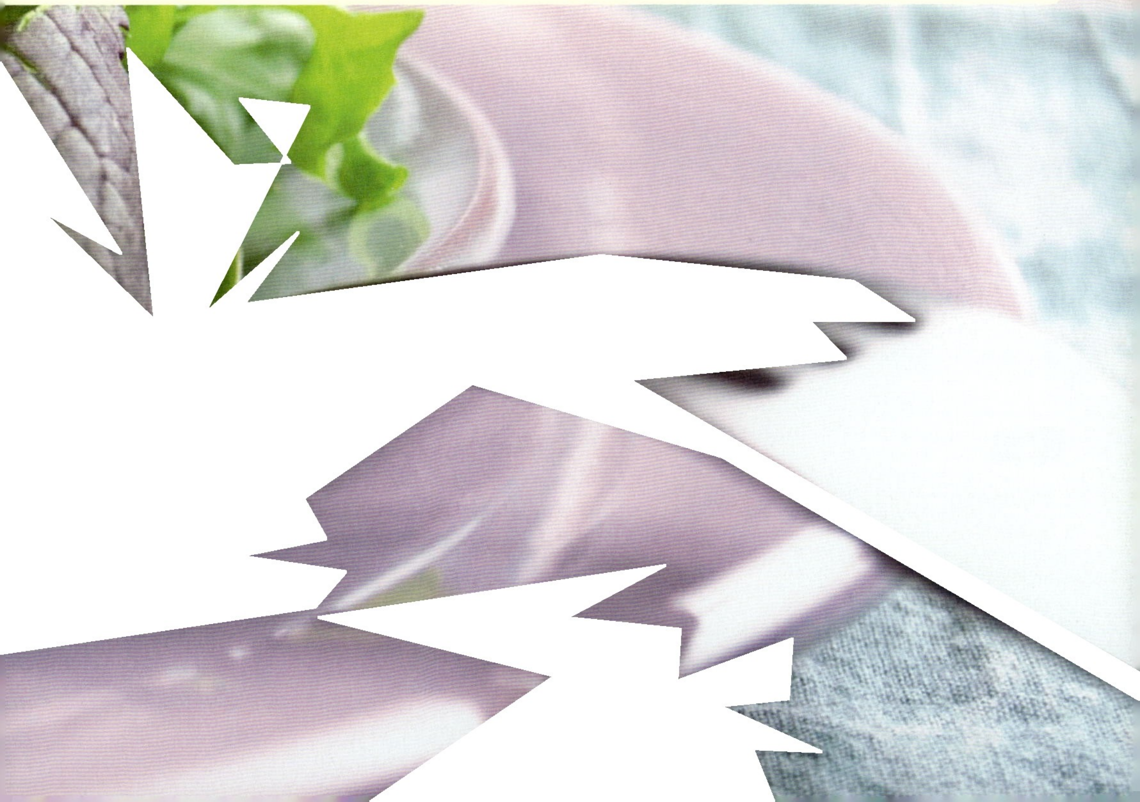

Ernährungssünden korrigieren

!

Unsere Ernährungsweise hat sich dramatisch gewandelt.

Unsere Ernährungsweise hat sich in sehr kurzer Zeit von einer ballaststoff- und kohlenhydratreichen Kost mit großem Volumen zu einer konzentrierten, energiereichen Ernährung gewandelt. Unserem Körper ging das aber entschieden zu schnell. Er hatte viel zu wenig Zeit, um sich darauf einzustellen – und reagiert mit erhöhtem Blutdruck. Um das zu vermeiden bzw. bereits erhöhte Blutdruckwerte wieder zu senken, müssen Sie auf eine Reihe von Ernährungsfaktoren besonders achten.

Abnehmen, aber mit Köpfchen!

Es ist schon zum sprichwörtlichen Davonlaufen! Da lebt man in einem Land, das leckere Speisen in Hülle und Fülle bietet – also quasi im Schlaraffenland – und darf sich, wenn überhaupt, nur begrenzt bedienen. Von allen Seiten hört man, dass die Deutschen zu dick sind und dass sie unbedingt abspecken müssen. Wenn das so leicht wäre!

Dennoch ist es wichtig, auf seine Figur zu achten, denn zu viele Pfunde fördern nicht nur die Entstehung von Bluthochdruck. Wissenschaftliche Studien zeigen, dass Übergewicht und die damit verbundenen Krankheiten zudem vorzeitiges Altern bedeuten.

Bin ich überhaupt zu dick?

!

Besonders gefährlich: der „Speckgürtel" um die Taille

Vielleicht fühlen Sie sich dick und möchten abnehmen. Aber wann ist man überhaupt zu schwer? Aufgrund neuer Erkenntnisse kommt man heute vom BMI (Body-Mass-Index, Körpergewicht in kg geteilt durch Körpergröße in m^2) wieder ab. Jetzt wird stattdessen die Taille oder der Bauchumfang gemessen, denn entscheidend für die Gesundheit ist die Fettverteilung. Am gefährlichsten ist der Taillenspeck. In diesem „Speckgürtel" werden Botenstoffe produziert, die in benachbarten Zellen chronische

Entzündungen bewirken. Mögliche Folge: Diabetes. Die Grenzwerte hier sind:

- Frauen: 85–90 cm Taillenumfang
- Männer: ca. 100 cm Taillenumfang

Für beide Geschlechter gelten die Grenzwerte relativ unabhängig von der Körpergröße. Wer darüber liegt, sollte dringend ein paar Pfunde abschmelzen.

Auch wenn es generell schwierig ist abzunehmen – dem Bauchfett rückt man am leichtesten zu Leibe: Fünf bis 10 Prozent weniger Körpergewicht verkleinert sein Volumen bereits um ein Drittel – und damit reduziert man die damit verbundenen Risiken.

Äpfel und Birnen

Bei der Körperfettverteilung unterscheidet man die Birnen- und die Apfelform. Frauen neigen zur Birnenform, bei der sich das Fett um Po und Hüften herum sammelt. Bei Männern lagert sich der Speck eher um die Taille an (Apfelform, auch als Bierbauch bezeichnet). Dieser „Speckgürtel" ist gefährlicher als das Fett an Po und Hüften.

Volumetrics: weniger wiegen durch mehr Volumen

Crashdiäten oder Fasten sind zum Abnehmen ungeeignet. Nach neuesten Erkenntnissen ist das Volumen der Nahrung das Entscheidende: Volumetrics (von „Volumetrie" = Messung von Rauminhalten) nennt man die Ernährungsform, die dies berücksichtigt.

Beim Essen wird ein Dehnungsreiz der Magenwand ausgelöst. Magen-Nervenrezeptoren messen die Essensmenge und den Druck auf die Magenwand und senden Signale an das Gehirn. Dort lösen sie das Völlegefühl aus. Nerven im Zwischenhirn sorgen dafür, dass man nicht weiterisst. Sobald man ganz satt ist, werden die entsprechenden Botenstoffe nicht mehr ausgeschüttet. Zieht sich der Magen zusammen und entleert sich, spürt man in der folgenden Zeit wieder ein Verlangen nach Essen. Größere Mahlzeiten füllen daher den Magen für einen längeren Zeitraum. Sie sättigen besser als kleine Portionen. Das bedeutet, dass es besser ist, dreimal am Tag eine größere statt – wie noch vor Kurzem empfohlen – fünfmal eine kleinere Mahlzeit zu essen.

!

Essen Sie sich dreimal am Tag satt.

Die Sättigungssignale entstehen unabhängig davon, wie viel Energie die jeweilige Nahrung enthält. 80 Prozent der Sättigung gehen auf das Volumen und nicht die Kalorienmenge zurück. Je mehr Kalorien ein Lebensmittel enthält, desto größer ist die Energieaufnahme bei gleichem Sättigungseffekt. Isst man z. B. Schnitzel oder aber Gemüse, so wird mit Letzterem die Sättigung mit nur 150 Kilokalorien erreicht, beim Schnitzel dagegen benötigt man für denselben Effekt 550 Kilokalorien.

Dass Gemüse dabei kalorienarm den Magen füllt, überrascht nicht wirklich. Das sieht beim Brot schon anders aus. Dieses Nahrungsmittel ist zu trocken, um ein günstiger Sattmacher zu sein. Kartoffeln sind da eindeutig besser. Da Gemüse und Obst zu 90 Prozent aus Wasser bestehen, sättigen sie. Sogar die bekannte Kohlsuppendiät basiert auf diesem Prinzip, jedoch bringt sie pur genossen zu wenig Eiweiß. Abgewandelt mit Sojabohnen oder ähnlichen Hülsenfrüchten ist sie ideal – allerdings isst man sich sehr schnell über. Gegen einen Tag in der Woche spricht jedoch nichts.

!

Auf Seite 132 finden Sie ein leckeres Rezept für Kohlsuppe.

Eine günstige Energiedichte haben nach dieser Methode neben Gemüse z. B. auch Salat und Obst, gegarte Kartoffeln, Reis und Nudeln und bei Fleisch Filet und gekochter Schinken.

Ganz hohe und somit extrem ungünstige Energiedichtewerte haben Nussnugatcreme, geröstete Erdnüsse und Kartoffelchips. Und anstelle von Hartkäse wie Emmentaler sollte man besser Magerjoghurt und Magermilch als Kalziumlieferanten wählen – zumindest während des Abspeckens.

Tipps und Tricks zum Abnehmen

Um erfolgreich abzunehmen, sollten Sie sich das Leben erleichtern, wann immer möglich. Die folgenden Tipps und Tricks helfen Ihnen dabei.

- Wenn Sie der Meinung sind, dass Sie eh nicht viel essen und trotzdem dicker werden, nehmen Sie sich die Zeit, ein Essprotokoll anzulegen. Schreiben Sie minutiös alles auf, was Sie im Laufe des Tages zu sich nehmen – auch nicht die kleinste Praline zwischendurch vergessen! Dann sehen Sie sich die Liste an und schreiben Sie die ungefähre Kalorienzahl dazu. Sie werden staunen – und sehen, wo Sie einsparen müssen.
- Es nützt nichts, zu hungern und die Essensmengen drastisch zu reduzieren. Um abzunehmen, muss man vernünftig und dauerhaft Kalorien einsparen. Frisches Gemüse ist ideal: viele Ballaststoffe, viele lebensnotwendige Vitamine und Mineralstoffe, viel Volumen, aber wenig Kalorien. Ein Teller Suppe mit Gemüsestückchen oder ein Schlüsselchen Salat vor der Hauptmahlzeit hilft satt zu werden.
- Es nützt ebenfalls nichts, sich zu kasteien und auf geliebte Snacks wie Schokolade ganz zu verzichten. Besser ist es, sie als gelegentlichen Genuss einzubauen.
- Essen Sie vollwertige Speisen. Nach Möglichkeit Vollkornbrot, Vollwertreis, Vollkornnudeln und Müsli – möglichst ohne Zucker oder Honig; natürliche Süßstoffe wie Stevia oder der Zuckeralkohol Erythrit machen den Verzicht leicht.
- Trinken kann nur kurzzeitig über Hungergefühle hinweghelfen, denn Flüssigkeiten sättigen nicht. Ein halber Liter verlässt den Magen bereits nach 20 Minuten wieder. Trinken Sie nur ungezuckerte Tees oder (Mineral-)Wasser, Fruchtsäfte nur verdünnt bzw. als Schorlen, denn Obstsäfte – so gesund sie sind – können durchaus 120 Kilokalorien pro Glas liefern.
- Machen Sie sich eine Liste der Dinge, die Sie außer essen gerne tun. Wenn dann der Appetit auf eine kalorienreiche Zwi-

!

Anderen beim Essen zusehen ist besonders schwer. Solche Situationen besser meiden!

schenmahlzeit kommt, nehmen Sie sich vor, 20 Minuten zu warten – und dies mithilfe der geliebten Tätigkeit.

- Geben Sie sich die Portion, die Sie essen möchten, in der Küche auf den Teller – nicht mehr. Die Servierschale auf dem Tisch verleitet dazu, mehr zu essen.
- Lagern Sie verführerische Lebensmittel wie Schokolade nicht auf dem Schreibtisch, im Wohnzimmer oder sonst wie in Reichweite. Besser man deponiert sie weiter entfernt, sodass man eine längere Wegstrecke dafür zurücklegen muss.

> **!**
> Verführerische Lebensmittel sollten besser nicht in Reichweite stehen.

- Verwenden Sie besser kleine Teller und kleine Servierlöffel anstelle von großen. Sind die Teller rot, isst man automatisch weniger – ein Überbleibsel aus der Steinzeit.
- Ein paar Kekse, etwas Cola oder zwei Scheiben Brot mehr oder weniger sind doch nicht so schlimm, denkt man. Führen Sie sich aber einmal vor Augen, dass zwei Kekse bis zu 120 Kilokalorien enthalten – und dabei sättigen sie gar nicht! Es reicht, wenn Sie für sich drei Gefahrenzonen identifizieren, in denen Sie oft schwach werden. Diese sollten Sie dann möglichst umgehen.
- Bewusstes Essen hilft, weniger zu essen. Das, was Sie essen, sollten Sie wirklich genießen und nicht in sich hineinschlingen. Das macht Spaß und fördert das Sättigungsempfinden.
- Garen und braten Sie Speisen am besten kurz mit wenig Wasser und wenig Fett an.
- Nehmen Sie zum Binden von Suppen und Saucen am besten püriertes Gemüse oder wenig zerdrückte Pellkartoffeln.
- Essen Sie Birnen. Ihre Wirkstoffe sollen entwässernd wirken und die Verdauung anregen.
- Sandwiches oder Brot kann man auch mit fettarmem Schinken, Tomaten-, Gurken- oder Paprikascheiben, Sprossen oder Salatblättern belegen.
- Gehen Sie nicht hungrig einkaufen und am besten nur mit Einkaufszettel – kaufen Sie auch nur das, was draufsteht.

- Von den Beilagen Pellkartoffeln, Reis oder Nudeln sättigen Kartoffeln bei der kleinsten Kalorienmenge am besten.
- Ein kalorienreiches Frühstück wird im Laufe des Tages nicht automatisch durch kalorienärmeres Essen ausgeglichen. Da der Kaloriengehalt nicht die Nahrungsaufnahme bestimmt, ist ein kalorienarmes Frühstück also besser für die Figur.
- Bewegen Sie sich. Studien zeigten, dass Personen, die versuchten, mit Diät plus Sport abzunehmen, etwa 20 Prozent mehr an Gewicht verloren und es auch besser halten konnten als Menschen, die nur eine Diät machten.
- Denken Sie nicht daran, was Sie alles nicht essen dürfen, stellen Sie sich besser die Vorteile eines neuen Essverhaltens vor: Ich werde weniger wiegen, mich wohler in meiner Haut fühlen, ich werde wieder in meine Lieblingshose passen, mein Blutdruck wird sinken.
- Es gibt viele köstliche Gemüsearten, die es jetzt zu versuchen gilt. Haben Sie schon einmal Petersilienwurzel, Topinambur oder Teltower Rübchen versucht? Oder wann kam zum letzten Mal Brokkoli, Karotten, Blumenkohl, Porree, Mangold, Kürbis oder Paprika auf den Tisch? Und Fenchelgemüse schmeckt besser als Fencheltee! Die Abwechslung hilft und bringt neue Geschmacksrichtungen auf den Teller. Das Internet ist voller Rezeptideen!
- Kochen Sie im Wok. Ein Wok bündelt auf einer kleinen Bodenfläche die Hitze und leitet sie gemäßigt an die ausladenden Wände weiter. Aufgrund der hohen Temperaturen im Zentrum ist die Garzeit sehr kurz. Daher bleiben Mineralstoffe und Vitamine erhalten und man kommt mit einem Minimum an Fett oder Öl aus.
- Reicht die Zeit zum Kochen nicht? Einige Gemüsesorten kann man roh essen, z. B. Paprika, Möhren, Kohlrabi.

> **!**
> Bewegung lässt die Pfunde schneller purzeln – und hält sie auch vom Leib.

Sich das Leben versüßen – aber bitte ohne Zucker!

Kohlenhydrate sind unsere wichtigsten Energiespender. Alle werden im Körper mithilfe von Enzymen zu sogenannten Einfachzuckern abgebaut und gelangen in dieser Form ins Blut. Wie schnell das geschieht, hängt von der „Verpackung" der Kohlenhydrate ab, d. h. ob sie z. B. mit einem hohen Anteil an Ballaststoffen verbunden sind oder nicht.

!

Einfachzucker sind z. B. Glukose (Traubenzucker) oder Fruktose (Fruchtzucker).

Der Nachteil von Zuckern, die den Blutzucker schnell und hoch ansteigen lassen, ist die überschießende Insulinreaktion. Je mehr Zucker ins Blut gelangt, umso mehr Insulin wird ausgeschüttet. Dadurch wird er in die Zellen aufgenommen. Irgendwann ist die gesamte Süßigkeit in den Zellen, Insulin aber noch vorhanden. Dann meint der Körper wieder Zucker zu benötigen und man bekommt Hunger, obwohl im Grunde keine Basis dafür vorhanden ist. Steigt dagegen der Blutzucker nur langsam an – und bleibt über einen gewissen Zeitraum in dieser Höhe –, bleibt dieser Effekt aus, und man bekommt keine erneute Hungerattacke. Einfachzucker, wie man sie z. B. in Limonade findet, lassen den Blutzucker und folglich das Insulin sehr schnell ansteigen. Dasselbe gilt für reine Stärke, wie sie etwa in Kartoffelbrei vorzufinden ist. Dagegen führt die Kombination Zucker/Fett, wie man sie z. B. in Schokolade oder Eis vorfindet, zu einem langsameren Anstieg des Blutzuckers, weil das Fett die Entleerung des Magens verzögert und damit die Verdauung bremst – genauso wie dies durch die Ballaststoffe geschieht.

Natürliche Süßstoffe: die gesunde Alternative

So ganz wollen die wenigsten auf den süßen Geschmack verzichten, und künstliche Süßstoffe lehnen viele ab. Nicht umsonst sind künstliche Süßstoffe in Japan verboten.

Da ist es gut, dass es natürliche Süßstoffe und Zuckeralkohole gibt, die nicht nur süß schmecken, sondern im Unterschied zu Zucker sogar eine gesundheitsfördernde Wirkung haben.

Erythrit ist ein zwar teurer, aber kalorienfreier Zuckeralkohol, den man wie Zucker verwenden kann. Der Zuckeralkohol Xylit schützt sogar in gewissem Umfang vor Karies und Stevia senkt in höheren Mengen sogar den Blutdruck! Derart hohe Konzentrationen erreicht man zwar durch normalen Verbrauch nicht, jedoch gibt es viele süße Rezepte mit Stevia, die ein nahezu zuckerfreies Leben doch sehr erleichtern.

> **!** Der Süßstoff Stevia wird aus dem Süßkraut gewonnen.

Aber nicht nur der natürliche Süßstoff Stevia wirkt gegen hohen Blutdruck, auch einem weiteren natürlichen Süßstoff schreibt man diese Eigenschaft zu: Rubusosid. Hier handelt es sich um ein natürliches Süßungsmittel aus den Blättern der süßen Chinesischen Brombeere. Rubusosid ist hitzestabil, kalorienfrei, beeinflusst den Blutzuckerspiegel nicht, hat jedoch einen leicht bitteren Nachgeschmack. Man muss ihn bei der Lagerung vor Feuchtigkeit schützen, dann hält er aber etwa zwei Jahre. In seinem Ursprungsland China wird der Blättertee als Volksmedikament gegen Bluthochdruck und Diabetes eingesetzt. Erhältlich ist er z. B. unter www.medherbs.de.

> **!** Rubusosid können Sie im Internet bestellen. Er kostet etwas mehr als Zucker.

Das Leben nicht versalzen: Kochsalz reduzieren

Viele Menschen sind der Ansicht, dass man gar kein Salz benötigt, dabei ist Kochsalz für den Menschen lebensnotwendig. Chemisch nennt man Salz Natriumchlorid, es besteht also aus Natrium und Chlorid (chem. NaCl). Natrium brauchen wir für die Erregbarkeit von Nerven und Muskeln, Salz hält den Wassergehalt im Körper aufrecht. Aber auch für dieses Lebensmittel gilt, was Paracelsus im 16. Jahrhundert sagte: „All Ding' sind Gift und nichts ohn' Gift; allein die Dosis macht, dass ein Ding kein Gift ist“.

Ärzte gehen davon aus, dass 20 bis 30 Prozent der Gesunden und 50 bis 60 Prozent der Bluthochdruckkranken salzempfindlich sind. Letztere profitieren in jedem Fall von einer Einschränkung des Salzkonsums: Essen sie weniger Salz, sinkt ihr Blutdruck.

Bei salzempfindlichen Menschen ist die Fähigkeit der Niere zur Natriumausscheidung beeinträchtigt. Dies hat eine Zurückhaltung von Natrium und somit einen höheren Natriumgehalt in den Körperzellen zur Folge. Bei übermäßigem Salzkonsum steigt ihr Blutdruck, bei einer Reduzierung sinkt er. Eine kochsalzarme Ernährung senkt bei salzempfindlichen Personen den Blutdruck um ungefähr 7,5 mmHg systolisch und 3,5 mmHg diastolisch, sodass möglicherweise mit salzarmem Essen sogar der Medikamenteneinsatz verringert werden kann. Und: Der Blutdruck bei älteren Menschen reagiert häufig stärker auf Salz als bei jüngeren.

!

Nicht alle Bluthochdruckkranken sind salzempfindlich.

Die Deutsche Hochdruckliga empfiehlt daher für alle Hochdruckkranken eine Salzaufnahme von nicht mehr als 6 Gramm am Tag, das entspricht etwa einem gestrichenen Teelöffel, 1 Prise Salz sind etwa 0,5 Gramm. Diese Menge empfiehlt die DGE auch Menschen mit normalem Blutdruck. Leider nehmen die meisten locker das Doppelte zu sich. Salz bindet Flüssigkeit im Gewebe, daher ist es wichtig, das Gewürz auch bei einer Herzschwäche einzusparen. 8 Gramm Salz halten etwa 1 Liter Wasser im Körper zurück.

Ein hoher Salzgehalt im Blut kann dazu führen, dass die Blutgefäße auch in der Nacht unter „Hochdruck stehen". Damit wird Arteriosklerose zusätzlich gefördert, da der hohe Druck die Innenwand der Blutgefäße schädigt.

Die Folgen von zu viel Salz im Blut

- Erhöhung des Blutdrucks
- Förderung von Arteriosklerose
- Erhöhtes Risiko von Nierenleiden, Osteoporose und Magenkrebs

Rund 60 Prozent der Salzmenge führt man mit Brot, Milch-Erzeugnissen sowie Fleisch und Wurstwaren zu. Außerdem wird etwa 1 Gramm zugesalzen. Dazu ein Beispiel:

- Morgens und mittags je zwei Scheiben Brot: 2 Gramm Kochsalz
- Fleisch und Gemüse als Mittagessen: 1 Gramm Kochsalz

Fazit: Es bleiben 3 Gramm für den Brotbelag oder sonstige Mahlzeiten.

!

Wenn Ihr Blutdruck erhöht ist, verzichten Sie besser auf Lakritze.

Und falls Sie Lakritze mögen: Sie steigert den Kochsalzgehalt des Körpers und die Kaliumverluste, sodass man sie bei erhöhtem Blutdruck wirklich nur in engen Grenzen genießen sollte.

Leider ist es nicht ganz so einfach herauszufinden, ob man kochsalzempfindlich ist oder nicht. Eine Möglichkeit ist es, eine Woche lang das Essen nicht zu salzen und dabei regelmäßig den Blutdruck zu überwachen, die Werte zu notieren und anschließend mit dem Arzt zu sprechen. Eine einfachere und vernünftige Methode ist es, den Salzkonsum einzuschränken und regelmäßig zu überprüfen, ob und wie stark der Blutdruck sinkt.

Ist man nicht salzempfindlich, so schadet ein Salzkonsum unter 5,8 Gramm täglich mehr, als er nützt. Dies zeigte eine amerikanische Studie (die sogenannte NHANES II-Studie mit 7154 Teilnehmern, die über einen Zeitraum von 13,7 Jahren untersucht wurden).

!

6 g Salz am Tag sind für Salzempfindliche das Maximum, für alle anderen das Minimum.

Fazit: Salzempfindliche sollten keinesfalls mehr als 6 Gramm Salz täglich zu sich nehmen, der Rest der Bevölkerung nicht weniger.

Der Salzgehalt von Lebensmitteln

Oft genug ist der Salzgehalt verschiedener Lebensmittel, vor allem von Fleisch- und Fisch-Erzeugnissen, Käse sowie Brot, relativ hoch. Besonders tückisch ist verstecktes Salz. Sehr viel davon finden Sie z.B. in Salz-, Bismarck- und Matjeshering, Bündner Fleisch, Deutscher Salami, Roquefortkäse, Sauermilchkäse (Harzer, Mainzer, Hand-, Stangenkäse), Camembert, Edamer, Gouda, Butter-, Schmelz- und Parmesankäse, Schweinsbratwurst, geräu-

!

In den Rezepten dieses Buches wird meist Kräutersalz verwendet.

chertem Aal, Brötchen und Weißbrot. Viel ist auch noch in Ketchup, Remoulade, Sauerkraut, Mayonnaise, Schinken, Konserven, Instantgerichten (Saucen, Suppen), fertigen Salat-Dressings, Senf, gesalzenen Nüssen, Chips und eingelegten Oliven zu finden.

Tofu ist dagegen natriumarm und für Menschen mit erhöhtem Blutdruck ideal. Einige leckere Tofu-Rezepte finden Sie im Rezeptteil dieses Buches.

1 Gramm Salz ist enthalten in:
1 Scheibe Salami, entsprechend 30 g
40 g gekochtem Schinken (etwa eine Scheibe) oder Streichwurst
500 g frischem Huhn, Rind- oder Schweinefleisch
25 g gesalzenen Nüssen
100 g Kartoffelchips
25 g eingelegtem Matjes
1 Dose Thunfisch (150 g)
300–500 g frischem Fisch
1 Portion Schmelzkäse
2 Scheiben Schnittkäse (60 g)
1 großen Becher Joghurt (500 g)
½ Liter Milch

Quelle: www.gesundheitsinformation.de

Da die Vorliebe für Salz nicht angeboren, sondern erlernt ist, können sich salzempfindliche Menschen umgewöhnen. Im Folgenden ein paar Anregungen, wie Ihnen das gelingt.

Tipps und Tricks zum Salzeinsparen

- Salzstreuer, Salzvorrat oder flüssige Würze sollten Sie möglichst nicht sichtbar aufbewahren und schon gar nicht griffbereit auf den Tisch stellen. Das erhöht die Schwelle für das Nachsalzen.
- Salzfreie Gewürzmischungen gibt es im Reformhaus und in Bio-Läden. Auch natriumarme Würzmittel, salzarme Gemüsebrühen oder Senf erleichtern eine salzreduzierte Kost. An die Stelle von Salz rücken hier Kräuter und Gewürze sowie bestimmte Kaliumsalze. Achten Sie bei Kräutersalz auf den Kräuteranteil und meiden Sie den Geschmacksverstärker Glutamat.
- Sie können Salz durch (möglichst frische) Kräuter und Gewürze, Zitronensaft, Essig, Meerrettich, Knoblauch, Curry, Paprika, Nelken, Muskat, Ingwer, Pfeffer, Kardamom, Kreuzkümmel, Meerrettich und Zwiebeln ersetzen. Achten Sie bei Currypulver darauf, dass kein Salz beigemischt ist.
- Kurzes Grillen oder Überbacken, z. B. mit Semmelbröseln, Nüssen oder Sesam, erzeugt neue Geschmacksnuancen.
- Die Salzmenge aus Brot und Backwaren lässt sich reduzieren, indem man zum Frühstück auf Müsli aus Hafer- oder anderen Getreideflocken ausweicht. Es gibt auch salzarme Brotsorten – oder Sie backen ein salz- und fettarmes Brot selbst.
- Generell sollten Sie immer auf dem Etikett schauen, ob ein Gericht Salz enthält. Das gilt auch für Tiefkühlkost.
- Kochen Sie Gemüse nur bissfest („al dente"), dann schmeckt es aromatischer.
- Bevorzugen Sie natrium- und chloridarmes Mineralwasser (weniger als 100 mg/l Natrium) oder besser noch Leitungswasser ohne Salz (wie viel Natrium Ihr Trinkwasser enthält, erfahren Sie von Ihrem Wasserwerk).
- Einzelne Kurtage, an denen Sie z. B. nur Saft oder Molke trinken bzw. Rohkost essen, fördern die Natriumausscheidung

!

Auf S. 128 finden Sie ein Rezept für Herzbrot mit Haferkleie und Haferflocken.

!

Eine herzgesunde Alternative zu Pommes finden Sie auf Seite 133.

und entlasten Herz und Kreislauf. Empfehlenswert sind solche Tage etwa nach einer kochsalzreichen Essenseinladung.

- Pellkartoffeln sind ideal, denn sie sind kaliumreich und natriumarm, ganz im Gegensatz zu Brat- oder Röstkartoffeln, Kartoffelpuffern, Pommes frites und Kartoffelchips.
- Anstelle von salzhaltigem Brotbelag wie Wurst oder Hartkäse sollten Sie Frischkäse, Quark oder einen Gemüse-Brotaufstrich wählen. Statt gesalzener besser gepfefferte Radieschen oder Tomaten dazu essen.
- Wenn Sie essen gehen, besser Seefisch, gegrilltes Steak, Salate, Gemüse, Folienkartoffeln, Pellkartoffeln oder Reis bestellen.
- Besser als gesalzene Nüsse oder Kartoffelchips vor dem Fernseher sind Obstspieße oder Möhren-, Sellerie- oder Paprikastreifen mit einem Dip aus Joghurt oder saurer Sahne.
- Verringern Sie das Salz beim Kochen nicht schlagartig, sondern schrittweise, werden Sie empfänglicher für den Duft und die Aromen frischer Nahrungsmittel.
- Der Salzgehalt in Lebensmitteln errechnet sich aus den Natriumangaben, denn Kochsalz ist Natriumchlorid. 1 Gramm Kochsalz entspricht 0,4 Gramm Natrium und 0,6 Gramm Chlorid. Um den Kochsalzgehalt in 100 Gramm Lebensmittel zu errechnen, muss man den Natriumgehalt mit 2,5 multiplizieren. Ein Beispiel: Eine Fertigsuppe mit 0,41 Gramm Natrium in 100 Millilitern entspricht 1,03 Gramm Kochsalz.
- Empfehlenswert für Menschen mit Bluthochdruck ist die „DASH-Diät“ (siehe Seite 78).
- Frische Gemüsesäfte enthalten wenig Kochsalz, sind kalorienarm, aber kaliumreich. Beim Einkauf aufs Etikett achten, denn es kann Salz zugegeben sein. Fruchtsäfte sind zwar ebenfalls natriumarm, haben aber viele Kalorien. Deshalb mit Trinkwasser oder natriumarmem Mineralwasser verdünnen.
- Selbst kochen und unverarbeitete Lebensmittel verwenden ist die ideale Möglichkeit, um Salz einzusparen.

!

Meersalz ist reines Kochsalz und bietet bei Bluthochdruck keine Vorteile.

Salz in der Schwangerschaft

Der Umstieg auf eine salzarme Kost während der Schwangerschaft ist kein geeignetes Mittel, den Blutdruck zu reduzieren, denn dadurch verringert sich die Blutmenge, sodass eventuell die Durchblutung von Gebärmutter und Mutterkuchen vermindert wird. Etwas anderes ist es, wenn Sie schon vor der Schwangerschaft auf eine salzarme Kost geachtet haben. Dann sollten Sie sie beibehalten. Ihr Frauenarzt sollte aber Ihre Blutdruck-Werte auf alle Fälle kontrollieren.

Die Säulen einer blutdrucksenkenden Ernährung

Der Mensch muss bestimmte Lebensmittel zuführen, um überleben zu können. Zu den lebensnotwendigen, den sogenannten essenziellen Substanzen gehören alle Vitamine, acht (bzw. bei Kindern neun) Aminosäuren (Eiweißbausteine) und die essenziellen Fettsäuren.

Die Vollwerternährung spielt heutzutage in der Vorbeugung von Krankheiten wie z. B. Bluthochdruck eine Hauptrolle. Darüber hinaus gibt es auch eine Reihe bioaktiver Substanzen, die eine nachweislich blutdrucksenkende Wirkung haben.

Vollwertkost: alles, was der Mensch braucht

Die Vollwerternährung wurde von den deutschen Ernährungswissenschaftlern Prof. Dr. Claus Leitzmann, Thomas Männle und Dr. Karl von Koerber entwickelt und baut auf dem Konzept der Vollwertkost des deutschen Arztes Prof. Dr. Werner Kollath auf. Sie ist ganzheitlich und bezieht neben ernährungswissenschaftlichen und medizinischen auch soziale und ökologische Aspekte mit ein.

!

Vollwerternährung hat nichts mit „Körnerkost" zu tun.

Es handelt sich nicht um „Körnerkost“, wie diese Kostform fälschlicherweise manchmal genannt wird. Vielmehr ist es eine überwiegend vegetarische Ernährungsweise mit Eiern und Milch, bei der wöchentlich ein- bis maximal zweimal Fleisch empfohlen wird, aber auch Fisch, Vollkornerzeugnisse, frisches Obst und Gemüse, Kartoffeln und Hülsenfrüchte – alles schonend verarbeitet und nicht zerkocht. Etwa die Hälfte der Nahrungsmenge sollte aus unerhitzter Frischkost bestehen, wobei empfindliche oder ältere Menschen diesen Anteil besser ein wenig reduzieren sollten. Die Speisen sollten aus frischen Lebensmitteln mit wenig Fett zubereitet werden. Als sehr empfehlenswert gelten außerdem Lebensmittel wie gekeimtes Getreide, frisch gequetschte Getreideflocken, Nüsse und Rohmilch, Vollkornbrot, Vollkornreis und Milchprodukte. Unerwünscht sind verarbeitete Lebensmittel wie H-Milch, Wurst und Konserven, isolierter Zucker, gehärtete Fette und daraus hergestellte Produkte oder Fertiggerichte.

Diese Ernährungsform bietet reichlich Ballaststoffe, Vitamine, Mineralstoffe, sekundäre Pflanzenstoffe und möglichst keine isolierten Zucker. Infolge des niedrigen Fleischverzehrs ist die Fett-, Cholesterin- und Purinzufuhr gering, aber die Deckung des Eisenbedarfs leichter als bei reinen Vegetariern. Durch Bevorzugung von Bio-Kost ist die Pestizid- und Nitratbelastung geringer sowie die Zufuhr an sekundären Pflanzenstoffen erhöht.

> **!**
>
> Bevorzugen Sie Bio-Produkte sowie saisonal und regional erzeugte Lebensmittel.

Gerade die erhöhten Anteile von Frischkost haben sich als wirksam bei der Behandlung des Bluthochdrucks erwiesen. Ein Vorteil ist auch, dass Gerichte aus Getreide oder Vollkornflocken lange satt machen und sich günstig auf den Blutzucker- und Blutfettspiegel auswirken. Dies ist insbesondere wichtig für Hypertoniker, da diese Werte häufig ähnlich wie der Blutdruck erhöht sind.

Die Vorteile der Vollwertkost auf einen Blick

- Schalen – von Obst und Gemüse wie Äpfel, Salatgurken und Möhren oder die äußeren Schichten von Weizen und anderen Getreidesorten – werden nicht als störend angesehen und entfernt. Denn gerade darin verbergen sich oft wichtige Vitamine, aber auch Ballaststoffe, die nicht nur für die Verdauung wichtig sind.
- Es werden möglichst naturbelassene Nahrungsmittel verwendet, die frei von Konservierungsstoffen oder anderen künstlichen Zusatzstoffen sind.
- Ziel der Vollwerternährung ist es, den Körper mit reichlich Vitaminen, Mineralstoffen, sekundären Pflanzen- und Ballaststoffen zu versorgen. Die braucht er, um gesund und leistungsfähig zu bleiben.
- Es handelt sich um eine vorwiegend pflanzliche Ernährung mit wenig Fleisch, Fisch, Geflügel und Ei. Vegetarier haben durchschnittlich niedrigere systolische und diastolische Blutdruckwerte.
- Es werden Bio-Lebensmittel bevorzugt, die vorwiegend aus heimischen Anbaugebieten stammen und der Jahreszeit entsprechend frisch geerntet und verzehrt werden. Sie sind gesünder, da sie mehr sekundäre Pflanzenstoffe enthalten und kaum mit Pestiziden, Überbleibseln aus Kunstdünger (z.B. auch radioaktivem Uran) und Zusatzstoffen belastet sind.

Bioaktive Substanzen: klein, aber oho

Heute weiß man, dass oft nicht nur die Zufuhr einer einzelnen Wirksubstanz von Bedeutung ist, sondern auch ihr zugehöriges Umfeld, das heißt die natürlichen Begleitsubstanzen in einem Lebensmittel. Außerdem gibt es Lebensmittelinhaltsstoffe, die eigentlich nicht lebensnotwendig sind, jedoch die Funktionen des Herz-Kreislauf-Systems unterstützen. Man zählt sie zu den sogenannten bioaktiven Wirkstoffen. Darunter fasst man gesund-

!

Bioaktive Substanzen liefern keine Nährstoffe, fördern aber die Gesundheit.

heitsfördernde Nahrungsinhaltsstoffe ohne Nährstoffcharakter (also weder Fett, Eiweiß, Kohlenhydrate, Vitamine, Mineralstoffe noch Spurenelemente) zusammen – fachsprachlich werden sie als nicht-nutritiv bezeichnet. Im Allgemeinen versteht man darunter

- sekundäre Pflanzenstoffe
- Ballaststoffe
- Substanzen in fermentierten, d.h. milchsauer vergorenen Lebensmitteln (Joghurt, Käse, Sauerkraut).

In der Nahrung wirken sie im Vergleich mit reinen Arzneimitteln nur schwach. Jedoch führt eine kontinuierliche Zufuhr an bioaktiven Substanzen zu einem positiven Einfluss auf die Gesundheit, und das ganz ohne unerwünschte Nebenwirkungen.

Man vermutet, dass einige ernährungsabhängige Krankheiten zumindest teilweise die Folge einer unzureichenden Versorgung mit bioaktiven Substanzen sind. Dazu kommt es durch die starke Verarbeitung von Lebensmitteln. Verzichten Sie deshalb möglichst auf verarbeitete Lebensmittel.

Sekundäre Pflanzenstoffe

Im Allgemeinen handelt es sich bei sekundären Pflanzenstoffen um eine Fülle chemisch sehr unterschiedlicher Verbindungen, die nur in sehr geringen Konzentrationen (maximal bis zu einigen Gewichtsprozenten aller Inhaltsstoffe, den Wassergehalt bereits abgezogen) und nur in Pflanzen (Ausnahme Milch) vorkommen, die beim Menschen eine medizinische Wirkung ausüben und Bestandteil zahlreicher Arzneimittel sind. Nehmen wir diese Substanzen nicht zu uns, führt dies zwar nicht zu akuten Mangelerscheinungen, doch erhöht sich nach gängiger wissenschaftlicher Meinung langfristig das Risiko, bestimmte Krebsformen und

Herz-Kreislauf-Erkrankungen zu entwickeln. Personen, die sich vollwertig ernähren, nehmen automatisch viele dieser Substanzen auf. Man geht davon aus, dass man mit einer gemischten Kost pro Tag ca. 1,5 Gramm davon zu sich nimmt.

Sekundäre Pflanzenstoffe erfüllen für Pflanzen die unterschiedlichsten Funktionen, z. B. helfen sie bei der Abwehr von Schädlingen und Krankheiten. Bitterstoffe schützen die Pflanze davor, gefressen zu werden. Die Pflanzenstoffe regulieren das Wachstum, geben der Pflanze Farbe, regen Tiere an, Früchte zu essen und damit die enthaltenen Samen zu verbreiten, und sie beeinflussen als Duft- und Geschmacksstoffe die Nahrungsauswahl von Mensch und Tier.

Seit einigen Jahren wird wissenschaftlich untersucht, welche Stoffe es sind, die positive Wirkungen nicht nur in puncto Vorbeugung und Heilung von Herz-Kreislauf-Erkrankungen haben. Heute geht man von 60.000 bis 100.000 verschiedenen sekundären Pflanzenstoffen aus. Da jedoch erst etwa 5 Prozent der Pflanzen in Hinblick auf diese Wirkstoffe untersucht sind, ist zu erwarten, dass man noch viele weitere findet. Von Weißkohl kennt man z. B. mindestens 49 verschiedene. Über ihr Zusammenspiel ist noch fast gar nichts bekannt.

! Sekundäre Pflanzenstoffe werden auch als Phytochemikalien oder Phytamine bezeichnet.

Eine blutdrucksenkende Wirkung haben drei Gruppen von sekundären Pflanzenstoffen:

- Polyphenole
- Phytoöstrogene
- Sulfide

Im Folgenden erfahren Sie, welche sekundären Pflanzenstoffe dazugehören, in welchen pflanzlichen Lebensmitteln sie vorkommen und ob sie roh oder gekocht wirksam sind.

!

Zu den Polyphenolen zählen Phenolsäuren, Flavonoide, Cumarine und Lignane.

Polyphenole

Polyphenole findet man in höheren Konzentrationen in den grünen Blättern von Kopfsalat, Endivie, Feldsalat und ganz besonders in Grünkohl. Auch in Weizenvollkorn, Weißkohl und Radieschen sind sie vorhanden. Viele Inhaltsstoffe von Gewürzen, wie z. B. **Curcumin** in der Gelbwurz oder das **Capsaicin** in Chili, zählen ebenfalls dazu. Resveratrol kommt in nennenswerten Mengen nur in der Weinrebe und damit im Wein sowie in Erdnüssen vor.

!

Bevorzugen Sie möglichst Getreideprodukte aus Vollkorn.

Vorwiegend sitzen die Polyphenole in den Randschichten der Pflanzen. Folglich reduziert das Schälen von Äpfeln und das Entfernen der Haut bei Tomaten erheblich den Polyphenolgehalt. Im Apfelsaft finden sich wesentlich geringere Mengen als im Apfel selbst: 80 Prozent davon bleiben im Pressrückstand zurück. Bei der Möhre enthält die Schale 85 Prozent der gesamten Polyphenole. Auch im Getreide findet sich der überwiegende Anteil in der Kleie. Daher gehen bei der Verarbeitung von Körnern zu Weißmehlprodukten nicht nur Ballaststoffe verloren, sondern auch viele sekundäre Pflanzenstoffe.

In frisch geernteten pflanzlichen Produkten ist der Polyphenolgehalt am höchsten. Während der Lagerung werden die empfindlichen Verbindungen jedoch abgebaut. So gehen mehr als 50 Prozent davon verloren, wenn Äpfel im Winter monatelang aufbewahrt werden.

!

Zu den Flavonoiden zählen u. a. Anthozyane, Flavonole und Flavanone.

Flavonoide Von dieser Polyphenolgruppe kennt man etwa 6500 verschiedene Strukturen. Untersuchungen zeigten, dass eine hohe Flavonoidaufnahme das Sterblichkeitsrisiko für Herz-Kreislauf-Erkrankungen um ein Drittel senkt. Eine bestimmte Gruppe von Flavonoiden unterstützt sogar die biologische Aktivität des Vitamin C bzw. ersetzt zum Teil seine Funktionen.

Hesperidin aus Orangenschalen senkt zumindest im Tierversuch den Blutdruck. Dafür sind allerdings Konzentrationen erforderlich, die man über Lebensmittel nicht aufnehmen kann. Auch

Sellerie enthält Flavonoide. Er ist ein altes asiatisches Heilmittel gegen hohen Blutdruck. Zwei Selleriestangen täglich sollen bereits eine blutdrucksenkende Wirkung haben.

In Studien konnte man nachweisen, dass beispielsweise Heidelbeeren, Erdbeeren und Blutorangen den Blutdruck ebenso senken können wie Hibiskusblüten und Rote-Bete-Saft (siehe Seite 74). Die enthaltenen Flavonoide verhindern Schäden an den Gefäßen, die wiederum den Blutdruck erhöhen können.

Das am häufigsten vorkommende Flavonoid ist **Quercetin.** Es ist in gelben Zwiebeln, Grünkohl, grünen Bohnen, Äpfeln, Kirschen und Brokkoli enthalten. Sogenannte **Katechine** (Flavanone) findet man in Schwarzem oder Grünem Tee, in der Schale der meisten Gemüse- und Obstarten und in Rotwein. Die Artischocke enthält **Luteolin.**

Zu den Flavonoiden gehören auch die **Anthozyane.** Sie sind die Ursache für die roten, blauen, schwarzen und violetten Farben von Obst und Gemüse, wie Kirschen, schwarzen Johannisbeeren, Heidelbeeren, Blutorangen, Rotkohl und Auberginen.

Dunkle Schokolade hat ebenfalls eine blutdrucksenkende Wirkung, die auf eine große Menge an Flavonoiden zurückzuführen ist. Zudem wirkt sie trotz ihres hohen Fettgehalts auch günstig auf den Cholesterinwert. Anhand einer Studie erkannte man, dass der tägliche Verzehr von Bitterschokolade den systolischen und diastolischen Wert deutlich absenkt. Dafür reichen 6 bis 20 Gramm dunkle Schokolade täglich aus. Wichtig ist, dass die Schokolade einen Kakaogehalt von mindestens 60 Prozent hat.

!

Achten Sie auf einen Kakaoanteil von mindestens 60 %.

Beim Kochen geht im Vergleich zu den frischen Nahrungsmitteln die Hälfte der Flavonoide verloren, indem sie ins Kochwasser ausgelaugt werden. Kochflüssigkeit deshalb nicht wegschütten!

!

Gießen Sie die Kochflüssigkeit nicht weg, sondern verwerten Sie sie.

Für Sie bedeutet das: Gemüse und Obst möglichst frisch verzehren. Um Ihr Herz-Kreislauf-System zu schützen, sollte immer mal wieder Grünkohl auf der Speisekarte stehen. Vollkorngetreide – auch gekeimt – und frische Beeren sind ebenfalls nützlich. Verzichten Sie so weit wie möglich aufs Schälen – bei Bio-Produkten kein Problem. Trinken Sie außerdem Grünen Tee und gönnen Sie sich täglich ein paar Stückchen dunkle Schokolade.

Phytoöstrogene

Phytoöstrogene wirken ähnlich wie die weiblichen Sexualhormone, nur wesentlich schwächer (ca. 0,1 Prozent der eigentlichen Östrogenwirkung). Sie werden in die beiden Substanzgruppen, die sogenannten Isoflavonoide und die Lignane, eingeteilt, die chemisch ebenfalls zu den Polyphenolen zählen.

Isoflavonoide kommen nur in wenigen Pflanzenfamilien vor, so in Hülsenfrüchten der Tropen und Sojabohnen, die besonders reich daran sind. Kuhmilch enthält als einzige Nichtpflanze ebenfalls Isoflavonoide.

Bei Personen, die sich mit einer traditionellen japanischen Kost ernähren, sind sie in mehr als der 100-fachen Konzentration nachzuweisen verglichen mit Menschen, die sich nach westlichen Standard ernähren. Dabei enthalten verarbeitete und erhitzte Sojabohnenprodukte, mit Ausnahme von stark verarbeiteten Produkten wie der Sojasauce, fast ebenso viele Isoflavonoide wie die unverarbeiteten, denn diese Substanzen sind sehr stabil. Aus fermentierten Sojaprodukten werden sie zudem besser aufgenommen. Um jedoch gesundheitliche Effekte der Isoflavonoide zu erzielen, müssen sie regelmäßig zugeführt werden.

Lignane kommen in ballaststoffreichen Lebensmitteln wie Vollkorn und daraus hergestellten Produkten vor. Man findet sie vorwiegend in den Randschichten der Getreide. Bei der Herstellung von Auszugsmehl gehen sie verloren. Sie werden über die

Nahrung zusammen mit Ballaststoffen aufgenommen. Eine getreide- bzw. ballaststoffreiche Kost enthält besonders viel Lignane. Leinsamen sind eine ausgesprochen reiche Quelle. Auch frisches Gemüse kann bei täglichem Genuss einen bedeutenden Beitrag zur Zufuhr von Lignanen leisten und Kürbiskerne enthalten ebenfalls reichlich davon.

!

30 Gramm geschrotete Leinsamen am Tag senken den Blutdruck um 10/7 mmHg.

Für Sie bedeutet das: Essen Sie regelmäßig Soja- und Vollkornprodukte. Leinsamen und Kürbiskerne sollten Sie am besten jeden Tag genießen, beispielsweise im Müsli.

Sulfide

Sulfide – schwefelhaltige Substanzgruppen – sind uns aus einer als extrem gesundheitsfördernd geltenden Pflanze bekannt: dem Knoblauch (siehe Seite 71). Knoblauch wirkt sich erwiesenermaßen positiv auf die Elastizität der Adern aus und kann dazu beitragen, einen leicht erhöhten Blutdruck zu senken. Generell enthalten auch alle anderen Zwiebelgemüse wie Zwiebel, Schnittlauch, Schalotten und Lauch Schwefelverbindungen, die eine günstige Wirkung auf den Blutdruck ausüben. Ein weiteres Sulfid kommt in Kohlgewächsen vor.

Für Sie bedeutet das: Knoblauch ist gesund und sollte gemeinsam mit anderen Zwiebelgewächsen und Kohl so oft wie möglich auf dem Speisezettel stehen.

Ballaststoffe

Ballaststoffe wurden früher als unnötiger Ballast angesehen, heute aber weiß man, dass ein hoher Anteil an Ballaststoffen in der Nahrung Herz-Kreislauf-Erkrankungen vorbeugen und Bluthochdruck reduzieren kann. Tatsächlich stellte man fest, dass sie den

Cholesterinstoffwechsel beeinflussen können und die Glukosetoleranz verbessern (wichtig insbesondere, um den sogenannten „Alterszucker" zu lindern oder zu verhindern).

!

Ballaststoffe wirken Herz-Kreislauf-Erkrankungen entgegen.

Ballaststoffe kommen ausschließlich in pflanzlichen Lebensmitteln vor, so z.B. in Getreide und Gemüse inklusive Hülsenfrüchten sowie in Obst und Samen. Sie werden von den Verdauungsenzymen des Menschen nicht oder nur unvollständig abgebaut. Die häufigsten Ballaststoffe sind Zellulose, Hemizellulose und Pektin. Letzteres findet man vor allem in Obst und Gemüse, besonders in Äpfeln, Zitrusfrüchten, Beeren und Kohl. Weitere Ballaststoffe sind Agar-Agar, Alginate, modifizierte Stärke und Guarkernmehl.

Die Pluspunkte von Ballaststoffen

Ballaststoffe sind in mehrfacher Hinsicht förderlich für die Gesundheit. Sie sättigen stärker, indem sie das Volumen der Nahrungsmittel vergrößern und die Magenentleerung verzögern. Außerdem sorgen sie für eine geringere Kaloriendichte der Lebensmittel und erhöhen die Glukosetoleranz, indem sie dazu beitragen, dass manche Nahrungsbestandteile wie Traubenzucker (Glukose) langsamer aufgenommen werden. Pektin aus Obst, Hemizellulose aus Hülsenfrüchten, Haferkleie aus Hafer, Roggen und Gerste sowie Zellulose aus Weizenkleie sorgen dafür, dass der Blutzuckerspiegel langsamer ansteigt als ohne Ballaststoffe. Damit sind ballaststoffreiche Lebensmittel gut für die schlanke Linie.

!

Ballaststoffe helfen auch beim Abnehmen.

Was Ballaststoffe bewirken

- Bessere Sättigung
- Geringere Kalorienzufuhr
- Erhöhte Glukosetoleranz und bessere Kohlenhydratverwertung
- Verbesserung der Zuckerverdauung
- Senkung des Blutdrucks

Bei Typ-2-Diabetikern können durch eine ballaststoffreiche Ernährung häufig die Medikamente abgesetzt oder niedriger dosiert werden. Dabei wirken diejenigen Ballaststoffe, die natürlicherweise in Lebensmitteln enthalten sind, effektiver als isoliert zugesetzte. Man vermutet sogar, dass der Verzehr ballaststoffreicher Kost über einen längeren Zeitraum zu einer Vermehrung der Insulinrezeptoren führt, sodass das Hormon besser wirken kann. Es scheint, als würde die gesamte Zuckerverdauung verbessert.

!

Eine hohe Ballaststoffzufuhr geht mit einer niedrigen Häufigkeit von Alterszucker einher.

Manche Ballaststoffe senken den Blutdruck. So entstehen z. B. bei der Verdauung der Ballaststoffe von Bohnen durch Bakterien im Dickdarm kurzkettige Fettsäuren. Sie haben auch eine blutdrucksenkende Wirkung. Pektine, die zu den wasserlöslichen Ballaststoffen gehören, wirken ebenfalls blutdrucksenkend.

Auf ballaststoffreiche Ernährung umstellen

Wenn Sie den Ballaststoffanteil in Ihrer Kost erhöhen möchten, setzen Sie auf eine vielseitige, abwechslungsreiche, vorwiegend pflanzliche Ernährung. Die Abwechslung ist wichtig, weil die Ballaststoffe in den einzelnen Lebensmitteln unterschiedlich zusammengesetzt sind und verschiedene positive Wirkungen haben. So wird sichergestellt, dass Sie eine perfekte Mischung bekommen. Das bedeutet: Die wertvollen Substanzen sollten aus Gemüse, Obst, Kartoffeln und Hülsenfrüchten stammen. Insbesondere Letztere enthalten erhebliche Mengen davon: Bohnen, Erbsen, Kichererbsen und Linsen zwischen 15 und 23 Prozent!

Wenn Sie von einer bisher ballaststoffarmen auf eine ballaststoffreiche Ernährung umstellen wollen, dann sollte dies allmählich geschehen, damit sich der Darm und die dazugehörigen Mikroorganismen daran gewöhnen können. Mögliche anfängliche Magen-Darm-Beschwerden, wie Blähungen, legen sich in aller Regel bald wieder. Denken Sie auch daran, reichlich Flüssigkeit zu sich zu nehmen – die braucht man bei einer derartigen Ernährung. Tauschen Sie helles Mehl gegen Vollkornmehl aus, essen

!

Tagesempfehlung: mindestens 30 g Ballaststoffe, gern mehr.

Sie mehr Getreide und Getreideprodukte und reichlich Gemüse, Hülsenfrüchte, Kartoffeln, Keimlinge, Salat und Obst. Einen Teil des Gemüses und Obst sollten Sie roh zu sich zu nehmen.

Sie sollten täglich mindestens 30 Gramm Ballaststoffe zu sich nehmen. Besser wären jedoch 40 bis 50 Gramm. In der folgenden Tabelle finden Sie besonders ballaststoffreiche Lebensmittel.

Ballaststoffreiche Lebensmittel

100 g LEBENSMITTEL	BALLAST-STOFFE (g)	100 g LEBENSMITTEL	BALLAST-STOFFE (g)
Haferflocken	5,5–9,5	Mehrkornbrot	5,5–9,0
Roggenvollkornbrot	6,5–9,0	Trockenobst	5,0–3,0
Kichererbsen	9,5	Erdnüsse, Linsen, Mandeln	10
Weizenvollkorn-mehl (Type 1700)	12,9	Weizenflocken	11,5–12,0
Knäckebrot (kann angereichert sein)	13,0–24,0	Roggenvollkorn-mehl (Type 1806)	13,5
Erbsen (Trocken-ware)	16,5 g	Weiße Bohnen (Trockenware)	17,0 g

Die empfohlenen 30 Gramm Ballaststoffe liefern z. B. :
6 Scheiben Weizenvollkornbrot à 50 g (ca. 20 g Ballaststoffe)
4 kleine Kartoffeln à 50 g (ca. 3 g)
2 große Möhren à 100 g (ca. 3 g) und
1 großer Apfel à 200 g (ca. 4 g)
Tipp: Die positive Wirkung von Ballaststoffen fördern Sie, indem Sie die Nahrung bei der Zubereitung und beim Kauen stark zerkleinern. Dadurch wird die Oberfläche größer und Bakterien können besser „angreifen".

Vitamine und Mineralstoffe: auch für den Blutdruck super

Neben ihrer Hauptfunktion im Stoffwechsel können bestimmte Vitamine und Mineralstoffe auch eine Bedeutung für den Blutdruck haben und helfen, Herz-Kreislauf-Erkrankungen zu vermeiden.

Vitamin E

Der Körper benötigt Vitamin E u. a., um die wichtigen ungesättigten Fettsäuren vor Sauerstoffanlagerung zu schützen. Da die Aufnahme des Vitamins von mehrfach ungesättigten Fettsäuren beeinträchtigt wird, empfiehlt man Speiseöle mit einem niedrigeren Gehalt an ungesättigten Fettsäuren und einem hohen Vitamin-E-Gehalt. Besonders günstig sind hier Sonnenblumen-, Oliven-, Raps- und Weizenkeimöl sowie Haselnüsse und Mandeln.

Vitamin E spricht man außerdem die Eigenschaft zu, sogenannte freie Radikale abzufangen und die Sauerstoffanlagerung an die schlechten LDL-Cholesterinpartikel zu verhindern. Unterstützt wird es dabei von anderen Antioxidantien sowie Ubichinon (siehe Seite 67) und Vitamin C. Zusätzlich fördert Vitamin E die Verdauung des oxidierten LDL in den Makrophagen (Fresszellen). Damit soll es ein Verkleben der Blutplättchen verhindern und der Arteriosklerose entgegensteuern. Dabei wirkt Vitamin E vor allem bei hohen Sauerstoffmengen, z. B. in den feinen Verästelungen der Lunge, und schützt damit die Gefäßwände vor Zerstörung durch aggressiven Sauerstoff. Es beeinflusst außerdem die Fließeigenschaften des Blutes und den Cholesterinspiegel günstig.

Vitamin E nimmt man am besten über Nahrungsmittel zu sich, denn Untersuchungen zur Einnahme von künstlichen Vitamin E-Präparaten fielen nicht eindeutig aus.

!

Achten Sie auf eine ausreichende Versorgung mit den antioxidativen Vitaminen C und E.

Vitamin-E-reiche Lebensmittel

100 g LEBENSMITTEL	VITAMIN E (mg)	100 g LEBENSMITTEL	VITAMIN E (g)
Weizenkeimöl	174	Sonnenblumenkerne	51
Baumwollsaatöl	38	Traubenkernöl	32
Kürbiskerne	30	Haselnüsse und Mandeln	26
Weizenkeimlinge	25	Lebertran	20
Sojaöl	17	Pflanzenmargarine	16
Lupinenöl	15	Erdnüsse	11
Erdnussöl und Standardmargarine	10	Halbfettmargarine und Walnüsse	6,0
Leinöl	5,8	Walnussöl	3,3

!

Vitamin C senkt den Blutdruck offenbar direkt.

Vitamin C

Vitamin C wird sogar eine direkt blutdrucksenkende Wirkung zugesprochen. Auch der Cholesterinspiegel scheint umso geringer zu sein, je besser die Vitamin-C-Versorgung ist. Ähnliches gilt für den Blutdruck. Ein wichtiger Faktor bei der Entstehung von Herzerkrankungen ist die Fähigkeit der Gefäßwand, sich unter Belastung auszudehnen. Diese Funktion ist bei arteriosklerotischen Veränderungen der Gefäßwand, Angina pectoris, Schlaganfall und Bluthochdruck beeinträchtigt. Vitamin-C-Gaben führen ganz offensichtlich zu einer Verbesserung der Gefäßwandfunktion, wobei hier die Schutzfunktion des Vitamins vor Sauerstoff eine Rolle zu spielen scheint. Bei Untersuchungen war die Zufuhr von Vitamin C nicht einmal besonders hoch. Sie fanden bei Aufnahme von gut 90 Milligramm, 28 Milligramm und 62 bis 93 Milligramm täglich statt – Konzentrationen, die man durchaus auf natürlichem Wege erreichen kann.

Viel Vitamin C findet man in Kiwis, roter Paprika, Orangen und frischen Erdbeeren.

C und E: im Doppelpack besonders wirksam
Nicht nur Vitamin C und E für sich allein können Arteriosklerose vorbeugen. Auch die Wechselwirkung der beiden Vitamine hat es in sich, denn bekanntermaßen wird Vitamin E durch Vitamin C regeneriert. Somit kann ein möglicher schädigender Effekt durch verbrauchtes Vitamin E durch eine optimale Vitamin-C-Versorgung möglicherweise verhindert werden.

Ubichinon (Coenzym Q10)

Ubichinon ist Bestandteil eines Enzyms, man nennt es dann Coenzym. Es wird im menschlichen Körper für die Energiebereitstellung benötigt. Es kommt in jeder unserer Zellen vor und wird vom Körper in ausreichender Menge produziert. Auch mit der Nahrung wird es aufgenommen. Ein reiner Ubichinonmangel ist daher bisher nicht bekannt.

! Körperliche Anstrengung, Stress und Krankheiten können den Bedarf an Ubichinon erhöhen.

Ubichinon wirkt z. B. bei verschiedenen Stressarten antioxidativ. Auch ohne vorliegenden Mangel konnten in Studien positive Wirkungen bei der Einnahme von Ubichinon bei verschiedenen Herzerkrankungen, Bluthochdruck, Arteriosklerose und Diabetes mellitus erzielt werden. Sie sollten Ihren Arzt fragen, ob eine derartige Therapie sinnvoll ist, insbesondere wenn Sie Statine zur Cholesterinsenkung einnehmen. Eine Überprüfung des Ubichinonstatus erscheint nach den vorliegenden wissenschaftlichen Erkenntnissen sinnvoll. Da auch zahlreiche Studien vorliegen, die eine blutdrucksenkende Wirkung von Coenzym Q10 aufzeigen konnten, ist zu überlegen, ob man es gezielt zuführen sollte. Positive Ergebnisse wurden dabei mit relativ hohen Dosierungen (zwischen 100 und 300 Milligramm täglich) erreicht.

Vitamin D

Es scheint, als würde sich ein Vitamin-D-Mangel, der in unseren Breiten durchaus häufig ist, auch auf den Blutdruck auswirken. Dies umso mehr, als der Blutdruck im Winter meist höher ist als im Sommer. Wissenschaftlichen Untersuchungen zufolge haben Personen mit einem Vitamin-D-Mangel ein 3,2-fach erhöhtes Risiko, Bluthochdruck zu entwickeln, gegenüber Personen, die gut mit dem Vitamin versorgt sind. Bei Bluthochdruck sollten Sie den Vitamin-D-Status bestimmen lassen und sich gegebenenfalls ein Vitamin-D-Präparat verschreiben lassen. Beides zahlt die gesetzliche Krankenkasse leider nicht. Völlig kostenlos und noch effektiver ist Sonnenlicht. Unter seinem Einfluss wird von April bis Mitte Oktober in der Haut Vitamin D gebildet.

!

Gehen Sie jeden Tag ins Freie und „tanken" Sie Vitamin D.

Kalium

Im Allgemeinen nehmen wir zu viel Natrium in Form von reichlich Kochsalz zu uns, während andererseits beim Verarbeiten von Lebensmitteln Kaliumverluste auftreten. Eine kaliumreiche Kost aber kann den Blutdruck senken.

Wird eine hohe Kaliumzufuhr mit einer niedrigen Natriumzufuhr kombiniert, bewirkt dies sogar eine noch stärkere Blutdrucksenkung als eine reine Kochsalzeinschränkung. Denn Kalium ist ein Gegenspieler des Natriums. Eine hohe Kaliumzufuhr verstärkt die Natriumausscheidung über die Nieren und wirkt entspannend auf die Blutgefäße. Dies senkt den Blutdruck. Diesen Effekt erleben auch Patienten, die sogenannte Diuretika (Entwässerungsmittel) zur Blutdrucksenkung einnehmen.

Die Deutsche Gesellschaft für Ernährung empfiehlt als tägliche Kaliumzufuhr 2000 Milligramm. Würden wir anstelle der empfohlenen 2 Gramm täglich 3 bis 4 Gramm zu uns nehmen, wäre der Blutdruck im Durchschnitt niedriger. Isst man viel frisches Obst, Gemüse und Kartoffeln, nimmt man automatisch viel Kalium auf. Das sieht man gut an Vegetariern, deren Blutdruckwerte im Durchschnitt 5 mmHg unter denjenigen von Nichtvegetariern liegen.

Nahrungsergänzungsmittel sind ungeeignet, denn das Risiko einer kaum kontrollierbaren Kaliumzufuhr ist zu hoch.

Lebensmittel, die über 500 mg Kalium in 100 g liefern (mg Kalium/100 g Lebensmittel)

getrocknete Pfifferlinge	5370	getrocknete Aprikosen	1370	Linsen	837
Kaffee-Extrakt-Pulver	4140	Weizenkleie	1352	Mandeln	835
getrocknete Steinpilze	2000	getrocknete Pfirsiche	1340	Trockenpflaumen	824
Kakaopulver, schwach entölt	1920	Kartoffelflocken	1290	Petersilie	811
Sojamehl vollfett	1870	getrocknete Bananen	1201	Quinoa	804
getrocknete Sojabohnensamen	1799	Tomatenmark, Vollmilchpulver	1160	Rosinen	782
Kaffee	1653	Pistazien	1020	geröstete Erdnüsse	777
schwarzer Tee	1640	Weizenkeime	993	Kichererbsen	756
Magermilchpulver	1580	getrocknete Erbsen	941	Leinsamen	725
getrocknete Bierhefe	1410	Trockenfeigen	850	Sonnenblumensamen	725

Achtung Patienten, die eine fortgeschrittene Nierenfunktionsstörung haben, sollten ihre Kaliumzufuhr beschränken. Vorsicht ist auch bei gleichzeitiger Einnahme bestimmter Blutdruckmedikamente, wie ACE-Hemmer und Sartane, geboten, die den Kaliumspiegel erhöhen können.

!

Garen Sie Kartoffeln in der Schale, um Kaliumverluste zu verhindern.

Mineralstoffe schonen: Die Zubereitung macht's

Gegenüber Hitze und Licht sind Mineralstoffe relativ unempfindlich. Langes Wässern oder Kochen von Gemüse in viel Wasser dagegen nehmen sie übel. Sie werden ausgewaschen und stehen dann dem Organismus nicht mehr zur Verfügung. Deshalb sollten Sie Gemüse mit wenig Wasser dünsten oder dämpfen. Das Kochwasser, das die ausgewaschenen Mineralstoffe enthält, können Sie z. B. als Suppen- oder Saucengrundlage verwenden.

Magnesium

Auch Magnesium spielt eine Rolle bei der Blutdruckregulation und beeinflusst die Erregbarkeit sowie den Stoffwechsel des Herzens. Der systolische Blutdruck soll sich durch eine regelmäßige erhöhte Zufuhr deutlich senken lassen. Magnesium gilt als wichtiges Antistressmittel. Es soll eine Entspannung der Muskulatur in den Wänden der Blutgefäße unseres Herzens bewirken, wodurch sich Verkrampfungen lösen. Darüber hinaus meint man, dass elektrische Impulse vermindert werden, die für den Herzrhythmus verantwortlich sind. Die Folge: ein ruhigerer Herzschlag. Magnesium wird deshalb bei verschiedenen Herzleiden verschrieben.

!

Magnesium ist gut fürs Herz. Tagesempfehlung: 300 mg

Viele junge Frauen leiden unter dem sogenannten hyperkinetischen Herzsyndrom. Die Anzeichen dafür sind ein erhöhter Pulsschlag, ein Anstieg des Blutdrucks, ein unangenehmer Druck in der Herzgegend, Atemnot, Schwindel und sogar Angstzustände. Der Auslöser dafür sind unsere eigenen Stresshormone. Magnesium sorgt dafür, dass weniger von diesen Hormonen produziert werden, und schützt das Herz damit zusätzlich vor diesen körpereigenen Aufputschmitteln.

Zink, Eisen, Kupfer und Mangan

Diese Mineralstoffe sind für Enzyme (siehe Seite 138, Lexikon) erforderlich, deren Aufgabe der Schutz vor Sauerstoff ist. Da Zink mit anderen Antioxidantien vor freien Radikalen schützt, hilft dieses Spurenelement ebenfalls Gefäßschäden vorzubeugen.

Kalzium

Auch Kalzium schreibt man inzwischen eine blutdrucksenkende Wirkung zu. Allerdings sollten Sie nicht zu Kalziumtabletten greifen, ohne vorher beim Arzt überprüft zu haben, ob tatsächlich ein Mangel vorliegt. Eine Überdosierung schadet Ihnen mehr, als das zusätzliche Kalzium nützt!

Besonders heilkräftige Lebensmittel

Sie haben bereits von Lebensmitteln gelesen, die besonders wertvoll für das Herz-Kreislauf-System sind, da sie besonders viel sekundäre Pflanzenstoffe, Ballaststoffe oder Vitamine und Mineralstoffe enthalten. Hoch gelobt werden hier z.B. Sojabohnen, Knoblauch und Haferkleie. Diese Lebensmittel sollten auch zu Ihren Favoriten werden!

Knoblauch

Da wird wohl kaum jemand widersprechen: Knoblauch ist gesund! Der Vorteil der Knolle ist, dass sie nicht nur den Blutdruck etwas senkt, sondern aufgrund ihrer fettsenkenden Wirkung auch Arteriosklerose vorbeugt. Sie gehört zur Familie der Zwiebelgewächse und ist sowohl Gewürz- als auch Heilpflanze.

!

Knoblauch = lat. Allii sativi bulbus

Der Hauptwirkstoff ist das Alliin, die Vorstufe des Allizins. Dieser Stoff, der für den unangenehmen Geruch verantwortlich ist, entsteht durch die Einwirkung eines Enzyms, wenn die Zellen der Knoblauchzwiebel zerstört bzw. verletzt werden – etwa indem man sie schneidet oder durch die Knoblauchpresse drückt.

Tatsächlich ist die lipidsenkende, gefäßerweiternde und blutdrucksenkende Wirkung durch mehrere Studien wissenschaftlich bewiesen. Knoblauch kann auch den Cholesterinspiegel senken, er vermehrt die gesunde HDL-Fraktion des Cholesterins im Blut und hemmt die Thrombozytenaggregation, das heißt: Die Neigung der Blutplättchen im Blut, sich zusammenzulagern und das Blutgefäß zu verstopfen, wird verringert.

Wenn man auf gute Wirksamkeit bedacht ist, muss man zwischen dem gehaltvollen, scharfen Arzneiknoblauch, der häufig aus Osteuropa oder China kommt, und den milderen Gemüseknoblauch-Sorten unterscheiden. Von den alliin- bzw. allizinreichen Kultursorten ist die Wirkung detailliert wissenschaftlich untersucht. So kennt man z.B. ein Enzym, dessen Hemmung durch Knoblauch der Entstehung einer Arteriosklerose vorbeugt.

!

Tagesempfehlung:
600 bis 1200 mg

Um den Blutdruck zu senken, sollte man 600 bis 1200 Milligramm gefriergetrocknetes Pulver täglich oder 4 bis 5 frische Knoblauchzehen zu sich nehmen. Bei grenzwertigem Bluthochdruck zwischen 140/90 und 160/95 mmHg eignen sich Knoblauchpräparate auch als Einzeltherapie. Ab einer Dosierung von 300 Milligramm Knoblauchpulver oder Dragees täglich kann man auch eine mäßige Lipidsenkung erreichen und sich so vor Arteriosklerose schützen.

Tipps gegen lästigen Knoblauchgeruch

- Legen Sie die Knoblauchknollen vor dem Zerschneiden kurz in die Mikrowelle. Damit sollen die Enzyme inaktiviert werden, die die Substanzen mit dem unangenehmen Geruch entstehen lassen.
- Kauen Sie Kardamomfrüchte oder Petersilie, lutschen Sie Pfefferminzbonbons und trinken Sie Milch. Dadurch lässt sich der Knoblauch-Mundgeruch etwas überdecken.

Bärlauch

!

Bärlauch = lat.
Allium ursinum

Bärlauch sagt man eine ähnliche Wirkung nach wie Knoblauch, mit dem angenehmen Unterschied, dass er nicht den gefürchteten Körpergeruch hinterlässt. Er gehört wie der Knoblauch zu den Lauchgewächsen und schmeckt ähnlich wie Lauch. Bärlauch enthält besonders reichlich Flavonoide und, wie alle Allium-Arten, Sulfide – und zwar am meisten von allen. Ja, es ist die bislang schwefelreichste Pflanze überhaupt. Bärlauchblätter enthalten 7,8 Gramm Sulfide in 100 Gramm Trockensubstanz, Knoblauch 1,7 bis 4 Gramm (je nach Quelle) und Weißkohl nur 0,5 Gramm. Während beim Knoblauch diese Schwefelverbindungen frei vorliegen, sind sie beim Bärlauch in der Zellflüssigkeit an Eiweiß gebunden und somit geruchlos.

Als weiteren Wirkstoff enthält Bärlauch eine Substanz, die ACE hemmt. ACE (Angiotensin II) ist ein körpereigenes Hormon und wirkt blutdrucksteigernd. Im Laborversuch hemmten Bärlauchblätter das ACE zu 56 Prozent, während Knoblauch nur etwa die Hälfte dieser Wirkung zeigte. Durch spezielle Labortechniken kann man die ACE-Hemmung sogar auf 94,5 Prozent erhöhen. In einem anderen Versuch zeigte sich, dass Bärlauch der Arteriosklerose entgegenwirken kann. Im Rahmen einer Doktorarbeit wurde eine Senkung der Blutfette durch Bärlauchblätter um bis zu 50 Prozent erreicht. Ebenso erwiesen sie sich als Radikalenfänger.

Sicherlich müssen noch einige Versuche an Menschen durchgeführt werden, um die gesunden Wirkungen von Bärlauch endgültig zu beweisen. Die bisherigen Untersuchungsergebnisse weisen jedoch auf eine deutliche Wirkung hin.

!

Bestelladressen für die Zwiebeln erhalten Sie über das Internet.

Achtung: Verwechslungsgefahr!
Bärlauch wird leicht mit den hochgiftigen Herbstzeitlosen und Maiglöckchen verwechselt, deren Blätter zur gleichen Jahreszeit auftreten. Um Vergiftungen auszuschließen, sollten Sie sich beim Selbersammeln von Bärlauch von fachkundigen Personen anleiten lassen. Auch manche Volkshochschulen bieten entsprechende Kurse an. Tipp: Zerreiben Sie ein Blatt zwischen den Fingern: Tritt dann kein typischer Knoblauchgeruch auf, lassen Sie das Kraut stehen und waschen Sie sich nach Möglichkeit die Hände. Sie haben einen giftigen Doppelgänger erwischt!

Sojabohnen

Studien zufolge kann Soja möglicherweise dazu beitragen, einen erhöhten Blutdruck zu senken. In einer amerikanischen Untersuchung entsprach der Effekt sogar einem blutdrucksenkenden Medikament. Dafür wurden 60 Frauen 4 Monate lang auf eine spezielle Diät gesetzt: täglich eine halbe Tasse geröstete, ungesalzene Sojabohnen und dafür entsprechend weniger tierisches Fett und

Eiweiß. Danach war der obere Blutdruckwert um durchschnittlich 5,5 Prozent gesunken, der untere um 2,7 Prozent.

!

Sojabohnen immer kochen – roh schaden sie der Gesundheit!

Das Besondere an der Sojabohne ist, dass sie sehr viele blutdrucksenkende sekundäre Pflanzenstoffe enthält. Außerdem liefert sie sehr viel Eiweiß, vor allem Eiweißbausteine, die essenziell, also lebensnotwendig sind. Dagegen enthält sie nur wenig Fett und Kohlenhydrate. Das spezielle Eiweiß der Sojabohne hilft einen Überschuss des schlechten LDL-Cholesterins zu senken.

Grüner Tee

Die Inhaltsstoffe des grünen Tees verfügen über blutdrucksenkende Eigenschaften und unterstützen den Blutfluss. Außerdem enthält er Flavonoide, die antioxidativ wirken und sich positiv auf die Gefäße auswirken. Zusätzlich fördert Grüntee die Cholesterin-Ausscheidung und beugt Arteriosklerose vor.

!

Trinken Sie drei Tassen Grüntee pro Tag.

Grüntee richtig zubereiten

Die Teeblätter dürfen nicht mit kochendem Wasser aufgegossen werden: 70 bis 80 °C sind optimal. Man verwendet einen gestrichenen Teelöffel Teeblätter je Tasse und lässt den Tee etwas mehr als 2 Minuten ziehen. Milch zerstört den positiven Effekt, also pur genießen.

Rote-Bete-Saft

!

Trinken Sie täglich 500 ml Rote-Bete-Saft.

Im Rahmen einer Studie fand man heraus, dass der Blutdruck sinkt, wenn man täglich einen halben Liter Rote-Bete-Saft trinkt. Der Effekt ist nach 3 bis 4 Stunden besonders hoch und hält einen ganzen Tag an. Grund dafür ist nicht nur der relativ hohe Gehalt an Vitaminen und Mineralstoffen, sondern auch der hohe Gehalt an Nitrat. Dieses wird durch Bakterien im Körper in Nitrit umgewandelt, welches den niedrigen Blutdruck bewirken soll.

Bio-Lebensmittel

Immer wieder wurden um 10 bis 50 Prozent höhere Gehalte an sekundären Pflanzenstoffen in Bio-Lebensmitteln gefunden, z. B. Polyphenole in Karotten, Tomaten und Kartoffeln. Als Ursache hierfür kommen eine geringere Stickstoffdüngung, ein höherer Trockensubstanzgehalt, ein Verzicht auf chemisch-synthetische Pestizide sowie der Einsatz krankheitsresistenterer Wildformen im ökologischen Landbau infrage. Aber auch andere gesundheitsfördernde Substanzen findet man bei Bio-Produkten in höheren Mengen. So fand man in einem Vergleich von Bio-Suppenmischungen mit konventionellen in Ersteren fünfmal höhere Mengen an Salizylsäure. Die Substanz stärkt das Immunsystem und beugt Herz-Kreislauf-Erkrankungen vor.

Damit nicht genug: Bio-Obst und Bio-Gemüse bzw. organisch gedüngte Produkte neigen zu einem höheren Vitamin-C-Gehalt als konventionelle Produkte. So konnte gezeigt werden, dass eine gesteigerte Stickstoffdüngung, wie sie mit Kunstdünger üblich ist, zu einer deutlich erkennbaren verminderten Vitamin-C-Konzentration in den Pflanzen führt. Aber auch Stickstoffmangel ist unerwünscht. Die Lösung stellt die für den ökologischen Landbau typische organische Düngung dar, die den Pflanzen eine harmonische Nährstoffzusammensetzung bietet. Damit können sie reichlich Vitamine und andere Nährstoffe bilden.

> **!** Bio-Obst und Bio-Gemüse enthalten mehr Antioxidantien.

Professor Carlo Leifert von der Newcastle University zeigte mithilfe seiner Studie „Quality Low Input Food" (QLIF), dass Bio-Obst und -Gemüse über 40 Prozent mehr Antioxidantien aufweisen als konventionelles. Der dadurch entstehende Schutz der Gefäße ist für Bluthochdruck-Patienten sehr wertvoll.

Lebenselixiere aus der mediterranen Küche

„Leben wie Gott in Frankreich" – das gilt nicht nur für die Franzosen, auch Griechen, Italiener, Spanier und Portugiesen leben und ernähren sich gesünder als wir. Das sind die wichtigsten

Bausteine der viel gerühmten Mittelmeerdiät oder besser -ernährung:

- viel frisches Obst und Gemüse
- viel frische Salate
- Getreideprodukte wie z. B. Brot
- Olivenöl
- Seefische
- Knoblauch
- frische Kräuter: Basilikum, Oregano, Salbei, Thymian u. v. a.
- Nüsse und Hülsenfrüchte
- fettarme Milchprodukte wie Käse und Joghurt

!

Rotes Fleisch erhält die Rote Karte.

Rotes Fleisch wird auf Kreta und in anderen Mittelmeerländern sehr selten gegessen. Ein Glas Wein gehört zum mediterranen Essen, bedeutet aber keine Alkoholorgie. Es bleibt üblicherweise bei diesem einen Glas, nach dem Motto: „In der Beschränkung zeigt sich der Meister".

Zur Zeit der Entdeckung, dass Kreter die höchste Lebenserwartung in Europa haben, wurden dort nur regional und saisonal verfügbare, frische Lebensmittel verspeist und nur wenig Geflügel und Eier. Gebäck, Kuchen, Torten, Milchschokolade und andere Süßigkeiten wurden nur wenig gegessen. Klar, dass diese Ernährung ein längeres Leben zur Folge hat als Fertiggerichte (mit ungesunden Transfettsäuren), Tütensuppen und – wenn überhaupt – Gemüse aus Dosen. Auch die gesättigten Fettsäuren aus Fleisch, Wurst, Milch und ihren Produkten werden nur wenig konsumiert. Durch diese Kost wird ein günstiges Verhältnis von Omega-6- zu Omega-3-Fettsäuren von 5 : 1 erreicht. Gemüse ist in der Mittelmeerdiät noch wichtiger als Obst, da es sehr viele sekundäre Pflanzeninhaltsstoffe besitzt, die die Gefäße erweitern und den Blutdruck senken können.

!

Wichtig ist ein günstiges Verhältnis von Omega-6- und Omega-3-Fettsäuren.

Wie Sie mit mediterraner Kost den Blutdruck senken

Olivenöl Dieses Öl enthält eine Substanz mit dem Namen Oleuropein. Sie ist verantwortlich für den leicht bitteren Geschmack und senkt den Blutdruck, indem sie die Arterien weitet. Auch das reichlich enthaltene Vitamin E hilft dabei. Die Ölsäure im Olivenöl wird ebenfalls für den blutdrucksenkenden Effekt verantwortlich gemacht. Obendrein liefert Olivenöl essenzielle, also lebensnotwendige Fettsäuren. Zum Erhalt seiner Qualität muss man das Öl bei Zimmertemperatur und dunkel aufbewahren. Die Fruchtteilchen, die die Trübheit verursachen und sich bei Kühlschranktemperatur absetzen, enthalten besonders viel Vitamin E.

Fisch Fette Seefische wie Hering, Lachs, Makrele, Thunfisch und Sardinen liefern sehr viele Omega-3-Fettsäuren, die besonders wertvoll für das Herz-Kreislauf-System sind. Man sollte zweimal pro Woche etwa 200 Gramm Seefisch essen.

Frische Kräuter Verwenden Sie statt Salz lieber frische Kräuter zum Würzen Ihrer Speisen.

Fettarme Milchprodukte Greifen Sie hier am besten zu Bio-Qualität, denn diese enthalten mehr Omega-3-Fettsäuren als konventionelle Produkte aus Massentierhaltung.

Wenig Fleisch Fleisch, vor allem rotes Fleisch von Rind, Lamm oder Schwein, ist nicht gesund und sollte möglichst wenig verzehrt werden. Besser ist Geflügel, wobei auch da Bio-Ware besser ist. Ziehen Sie Ihrer Gesundheit zuliebe Vegetarisches vor.

Mediterraner Lebensstil – Ursache eines langen Lebens?

Die Mittelmeerdiät lockt mit Genuss ohne Reue und verspricht dazu ein langes Leben. Und tatsächlich: Mit viel frischem Obst und Gemüse, Olivenöl statt Butter, Speck und Sahne, weniger Fleisch, weniger Stress und mehr Gelassenheit lebt es sich einfach besser, gesünder und länger. Nicht nur das tägliche Glas Rotwein, das native Olivenöl, der Knoblauch und die Tomaten, sondern vielmehr die gesunde mediterrane Kost in Kombination mit ei-

!

Erwiesen ist, dass auch der mediterrane Lebensstil das Leben verlängert.

nem aktiven und zugleich gelasseneren Lebensstil scheint die Ursache dafür zu sein, dass die Menschen im Mittelmeerraum gesund alt werden.

Ein familienbezogenes Leben, Licht (viel Licht hebt die Stimmung, senkt den Appetit, optimiert den Stoffwechsel sowie die Immunabwehr und steigert die Leistungsfähigkeit), Sonne, Bewegung, Luft, Leben in Einklang mit den Tages- und Jahreszeiten – auch das spielt eine Rolle. Und natürlich die Esskultur: Hier wird nicht mal eben ein Hamburger zwischen die Zähne geschoben – mediterranes Leben bedeutet Zeit zum Essen und Genießen und die Vermeidung von Stress. Und die Siesta nach dem Mittagessen gehört selbstverständlich dazu.

Tatsächlich zeigten Studien, dass ein Nickerchen am Mittag das Risiko deutlich vermindert, an Kreislauferkrankungen zu sterben. Erklärt wurde dies mit Stressabbau. Das regelmäßige Schläfchen ist eine wahre Naturarznei. In der Kürze liegt die Würze: Ein Mittagsschlaf, der länger als 20 Minuten dauert, führt nur dazu, dass man sich nachher wie gerädert fühlt und nachmittags nicht mehr leistungsfähig ist.

> **!** Ein Mittagsschläfchen kann Wunder wirken.

Es ist wichtig, das aktive Leben zu verlängern und nicht eines Tages das Sterben mittels Maschinen in die Länge zu ziehen (auch diese Lebenszeit geht in die Statistik der Lebenserwartung ein!). In dieser Hinsicht sollten uns die Menschen in mediterranen Gefilden Vorbild sein.

Neu: die DASH-Diät

> **!** DASH = Dietary Approaches to Stop Hypertension

In letzter Zeit wird Bluthochdruckpatienten zur Senkung ihrer Hypertonie eine neue Diät empfohlen, die ihre Wirksamkeit in Studien belegen konnte: die DASH-Diät. Tatsächlich konnte bei den Teilnehmern an der Diät eine Absenkung des Blutdrucks um 8 bis 14 mmHg systolisch erreicht werden.

Letztendlich handelt es sich hier auch nur um eine mediterrane Ernährung mit kleinen Änderungen. Auch sie setzt auf einen hohen Frischkostanteil an Obst und Gemüse. Die Milchprodukte sind fettreduziert. Dabei wird aus bestimmten Nahrungsmittelgruppen jeweils eine bestimmte Portion verzehrt, die vom Kalorienbedarf abhängt und individuell bestimmt wird. Auch der Kochsalzverbrauch wird reduziert.

Die Prinzipien der DASH-Diät

- Zu jeder Mahlzeit und Zwischenmahlzeit zwei Portionen Früchte, Fruchtsäfte und/oder Gemüse. Das kann auch stufenweise geschehen. Sie können die Obst- und Gemüsesorten nach Geschmack und Verträglichkeit auswählen und frische, gefrorene oder getrocknete Früchte verwenden.
- Vollkornprodukte wie Vollkornbrot und Getreide, z. B. in Form von Körnern oder Müsli. Die Folge: eine Anreicherung der Nahrung mit B-Vitaminen und vielen Ballaststoffen.
- Möglichst wenig energiereiche Süßspeisen. Der Heißhunger auf Süßigkeiten kann z. B. mit frischen oder getrockneten Früchten gestillt werden. Ich empfehle Ihnen außerdem natürliche Süßstoffe wie z. B. Stevia oder Zuckeralkohole wie Erythrit (siehe Seite 47) anstelle von Zucker.
- Fett einsparen wann immer möglich. Lassen Sie z. B. die Butter weg, streichen Sie unter die Marmelade etwas Magerquark und greifen Sie zu fettarmen Milchprodukten. Besonders auf verstecktes Fett ist zu achten. So nehmen Sie besser Schinken anstelle von Leberwurst, Geflügel ohne Haut etc.
- Wenig gesättigte Fettsäuren und Salz. Wählen Sie entsprechend den Angaben auf dem Lebensmitteletikett Produkte mit geringem Anteil an gesättigten Fettsäuren und Kochsalz. Fleisch sollte allenfalls Beilage einer Mahlzeit sein und nicht die Hauptkomponente.
- Am besten vegetarisch essen. Planen Sie pro Woche mindestens drei oder mehr fleischlose Gerichte ein.

Heilkräuter aus dem Regenwald und anderen Regionen

Heilkräuter haben in der Regel keine oder zu vernachlässigende Nebenwirkungen. Dies unterscheidet sie oft positiv von chemisch hergestellten Medikamenten. Sie wirken oft durch Enzym-Hemmung – ähnlich wie bei den chemisch-synthetischen Wirkstoffen, nur eben rein pflanzlich. Im Folgenden finden Sie eine Reihe heilkräftiger Kräuter, die zum Teil altbekannt sind, Ihnen zum Teil aber wohl auch neu sind, da sie aus dem Regenwald stammen.

Mistel

!

Mistel = lat. Viscum album

Mistelkraut soll eine blutdrucksenkende Wirkung haben. Am besten eignet sich Misteltee.

Teezubereitung 2 bis 3 Teelöffel frisches oder getrocknetes Mistelkraut mit einer Tasse kaltem Wasser übergießen und über Nacht stehen lassen. Über mehrere Wochen morgens und abends eine Tasse trinken.

Apfelessig-Misteltrunk – aus Erfahrung gut

Je 2 Teelöffel Mistelblätter und Apfelessig sowie 1 Teelöffel Honig mit einer großen Tasse Wasser kalt aufsetzen, 8 Stunden ziehen lassen, morgens die Blätter absieben und über den Tag verteilt jeweils 1 Schnapsglas davon trinken.

Vorsicht: Wenn Sie den Trunk mit Mineralwasser ansetzen wollen, dann sollte es wenig Natrium enthalten, am besten weniger als 50 mg/l Wasser.

!

Rauwolfia = lat. Rauwolfia serpentina, auch Indische Schlangenwurzel

Rauwolfiawurzel

Die Rauwolfia gehört zur Familie der Hundsgiftgewächse. Man findet sie in den Regenwäldern der ganzen Erde.

Die Wurzel enthält zum einen die Substanz Ajmalin, die man bei Herzrhythmusstörungen verwendet, zum anderen den Wirkstoff Reserpin gegen zu hohen Blutdruck. Die blutdrucksenkende Wirkung der Rauwolfiawurzel ist wissenschaftlich abgesichert und biochemisch erklärbar. Die enthaltenen Alkaloide bewirken eine länger anhaltende Blutdrucksenkung.

Tatsächlich wurde dieses Heilkraut jahrzehntelang in der modernen Medizin in Kombinationspräparaten gegen den hohen Blutdruck angewendet, bis man die gut steuerbaren chemisch-synthetischen Blutdrucksenker einsetzte. Leider hat es auch unerwünschte Nebenwirkungen wie Müdigkeit, verstopfte Nase, Potenzstörungen und depressive Verstimmungen. Dennoch ist die Rauwolfiawurzel gut überprüft und absolut wirksam. Sie ist verschreibungspflichtig und man sollte dem Arzt angeben, welche Medikamente man sonst noch einnimmt, um Wechselwirkungen zu vermeiden. Der Alkaloidgehalt kann etwas niedriger oder höher sein – je nachdem, welche Beschwerden man hat.

!

Bei Depressionen, in der Schwangerschaft und während der Stillzeit besser nicht anwenden.

Anwendung Am besten sind Präparate, die auf einen bestimmten Alkaloidgehalt normiert sind. Die mittlere Tagesdosis sollte bei 600 Milligramm der Wurzel mit 6 Milligramm Gesamtalkaloidgehalt liegen. Die Präparate müssen in der Apotheke hergestellt werden, da Fertigarzneimittel nicht mehr im Handel sind.

Bitte beachten: Fragen Sie Ihren Arzt, ob Sie bei dem verwendeten Alkaloidgehalt noch Auto fahren oder gefährliche Maschinen bedienen dürfen.

Hibiskusblüten

Es ist zwar noch nicht wissenschaftlich gesichert, aber vieles deutet darauf hin, als könne der Extrakt der Hibiskusblüte den Blutdruck senken. Er soll die Ausscheidung der Nieren anregen und ein Enzym hemmen, das den Blutdruck steigen lässt.

Teezubereitung 10 Gramm Hibiskusblüten (enthalten 9,6 Milligramm Anthozyane) in einem halben Liter Wasser 6 bis 8 Minuten ziehen lassen. Trinkt man täglich einen halben Liter – am besten vor dem Frühstück –, soll der Blutdruck innerhalb von

4 Wochen um etwa 7 bis 13 mmHg – je nach Ausgangswert – sinken.

Reishi

!

Reishi = lat. Ganoderma lucidum

Reishi ist ein asiatischer Pilz, der in Deutschland auch als Glänzender Lackporling bekannt ist. Er scheint blutdruck- und cholesterinsenkend sowie antithrombotisch zu wirken. Er ist mineralstoffreich und enthält z. B. Eisen, Magnesium, Kalzium und Zink. Es gibt ihn in Kapsel- und Tablettenform sowie als loses Pulver zu kaufen.

Olivenblätter

!

Olivenbaumblätter = lat. Oleae folium

Erste Studien weisen darauf hin, dass die Blätter des Olivenbaums eine gefäßerweiternde Wirkung haben und so den Blutdruck senken können. Den Extrakt aus Olivenblättern bekommt man in der Apotheke. Es wird eine Menge von 1 Gramm Extrakt empfohlen, die man am besten in zwei Portionen nach dem Essen einnimmt.

Teezubereitung 1 Esslöffel getrocknete und zerkleinerte Blätter mit einem Viertelliter kochendem Wasser übergießen und 3 bis 5 Minuten ziehen lassen. Davon dreimal täglich eine Tasse trinken. Tatsächlich konnte in Studien gezeigt werden, dass damit der systolische Blutdruck um mehr als 10 mmHg sinkt.

Ist Ihr Blutdruck nicht allzu hoch oder möchten Sie Heilkräuter zusätzlich zu Ihrem verordneten Medikament einnehmen, kommen auch die folgenden infrage:

Baldrian

Baldrian ist ein bewährtes Hausmittel gegen Nervosität und zählt zu den ältesten Heilmitteln mit beruhigender Wirkung. Es wirkt schlaffördernd, der Extrakt fördert das Ein- und Durchschlafen, macht aber tagsüber nicht müde. Zu seiner Wirksamkeit gibt es mehr als ein Dutzend klinischer Studien. Die meisten sprechen dafür. Ernste Nebenwirkungen oder Kontraindikationen kennt man kaum, doch gelegentlich kann es zu einer Art Kater am Morgen nach der Einnahme kommen. Weder die Fahrtüchtigkeit noch die Konzentrationsfähigkeit tagsüber wird beeinträchtigt.

Anwendung Es ist eine tägliche Menge von 600 bis 1000 Milligramm ethanolisch-wässrigem Baldrianwurzel-Trockenextrakt nötig bzw. 2 bis 3 Gramm getrocknete Baldrianwurzel. Produkte aus der Apotheke haben in der Regel einen ausreichenden Gehalt.

> **!**
> Baldrian = lat. Valeriana officinalis bzw. radix (Wurzel)

Man bekommt das Kraut als Tee, Tinkturen, Kapseln, Dragees, Presssaft und Badezusatz. Vorsichtshalber sollten Sie die Gebrauchsanweisung der Zubereitungen genau lesen, denn in geringen Mengen hat Baldrian eine anregende Wirkung.

Teezubereitung Für eine Tasse 2 Teelöffel Baldrianwurzel (das entspricht 2 bis 3 Gramm) bzw. einen Aufgussbeutel mit ca. 1,5 Gramm mit heißem Wasser übergießen, 5 Minuten ziehen lassen. 30 Minuten vor dem Schlafengehen ein bis zwei Tassen trinken.

Für einen Kaltauszug 1 bis 2 Teelöffel Baldrianwurzel mit einer Tasse kaltem Wasser übergießen, etwa 12 Stunden ziehen lassen, dann abfiltern und den Tee auf Trinktemperatur erwärmen. In kleinen Schlucken trinken.

Auch selbst gesammelte Blüten ergeben einen Tee oder Kaltauszug, der obendrein deutlich milder als die Wurzel wirkt und angenehmer riecht.

Tropfen und Tabletten Für Baldriantropfen liegt die passende Dosierung bei ½ bis 1 Teelöffel (2 bis 3 Milliliter). Die übliche Einnahme von 10 bis 20 Baldriantropfen (Baldriantinktur) entspricht einer deutlichen Unterdosierung! Die Tropfen am besten in etwas Wasser geben und trinken.

Sinnvoll ist auch eine Kombination mit anderen beruhigend wirkenden Drogen wie Hopfenzapfen, Passionsblumenkraut und

!

Teemischungen schmecken meist besser als reiner Baldriantee.

Johanniskraut. Bei einer Einnahme von 1 oder 2 Tabletten Baldrianwurzel-Trockenextrakt und 600 Milligramm Johanniskrauttrockenextrakt beobachtete man sogar einen deutlich schnelleren Wirkungseintritt. Generell wurden synergistische, also sich gegenseitig verstärkende Wirkungen mit Baldrian bei diversen pflanzlichen Wirkstoffen beobachtet.

Vorsichtig ist bei ausländischen Baldrianprodukten geboten. So erhielt nur der europäische Baldrian (Valeriana officinalis) eine positive Bewertung als Beruhigungsmittel für die Nacht. Dagegen sind der mexikanische (Valeriana edulis) und der indische (Valeriana wallichii) Tagesberuhigungsmittel. Letztere sind bei einem ausreichenden Gehalt von sogenannten Valepotriaten von 30 bis 50 Milligramm pro Einzeldosis als Beruhigungsmittel bei Unruhezuständen tagsüber vorzuziehen.

Entspannendes Baldrian-Vollbad
100 Gramm zerkleinerte Baldrianwurzel mit 2 Liter Wasser heiß aufgießen, 10 Minuten ziehen lassen und absieben. Den Tee in das vorbereitete Badewasser geben. Ein 20-minütiges Bad 30 bis 60 Minuten vor dem Schlafengehen sorgt für einen ruhigen Schlaf. Dafür gibt es auch ein Fertigpräparat, ebenso ein spezielles Beruhigungsbad. Bei Letzterem sind Hopfenzapfen und Melissenblätter mit Baldrian kombiniert.

Melissenblätter

!

Melisse = lat. Melissae folium

Auszügen aus den Blättern der Zitronenmelisse wird eine milde beruhigende Wirkung nachgesagt. Der hauptsächliche Wirkstoff der Pflanze ist ein intensiv nach Zitrone duftendes ätherisches Öl. Es wirkt außerdem krampflösend und antibakteriell.

Anwendung 1,5 bis 4,5 Gramm Melissenblätter entspricht der empfohlenen Tagesdosis. Auch in Form von Melissenpresssaft (Frischpflanzenpresssaft) ist das Heilkraut im Handel. Damit werden die empfohlenen Mengen von 80 bis 100 Milligramm Trockenextrakt pro Dosis gut erreicht. Dieser Presssaft enthält mehr pharmakologisch aktives ätherisches Öl als Melissentee und ist damit wirksamer. Kontraindikationen, Neben- oder Wechselwirkungen mit anderen Substanzen kennt man nicht.

Teezubereitung 2 Teelöffel geschnittene Melissenblätter (1,5 bis 4,5 Gramm) mit einer Tasse kochendem Wasser übergießen, 5 Minuten ziehen lassen und absieben. Um eine Wirkung zu erzielen, abends bzw. mehrmals täglich trinken. Frische Blätter schmecken besser als getrocknete.

Beruhigendes Melissen-Vollbad

20 Gramm Melissenblätter mit 400 Milliliter kochendem Wasser übergießen, dann 10 Minuten ziehen lassen und absieben. Diesen Aufguss dem Badewasser zugeben. 20 Minuten darin baden.

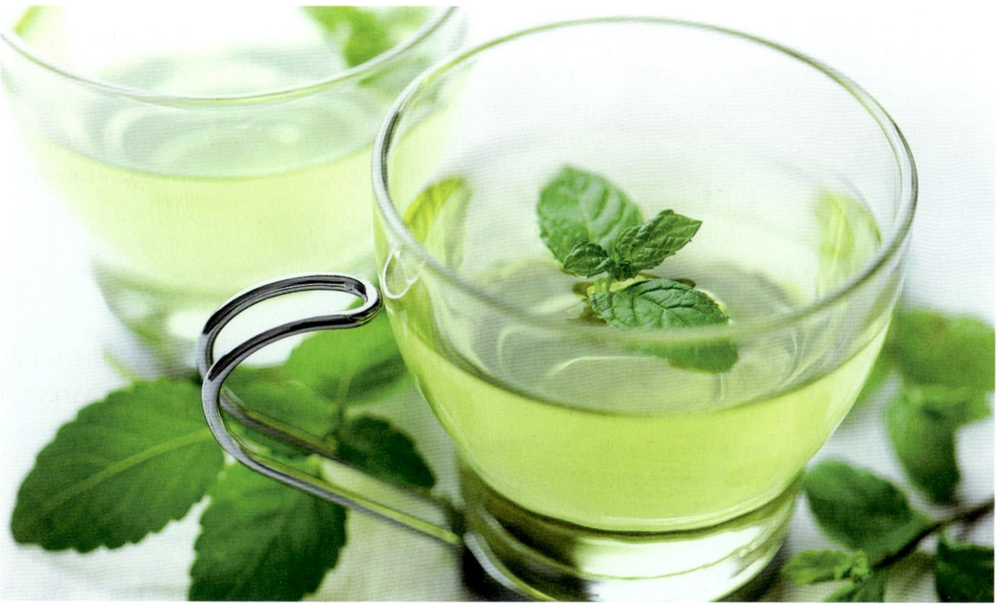

Tee aus frischen Melissenblättern kann beruhigend wirken.

!

Lavendelblüten = lat. Lavandulae flos. Tagesempfehlung: 3–5 Gramm

Lavendelblüten

Lavendelblüten enthalten ein ätherisches Öl mit leicht beruhigenden Eigenschaften. Studien zeigten, dass der Wirkstoff seine entspannende Wirkung besonders gut entfaltet, wenn er eingeatmet wird.

Teezubereitung 1 bis 2 Teelöffel Lavendelblüten mit einer Tasse heißem Wasser übergießen, ca. 5 Minuten abgedeckt ziehen lassen und absieben. Es wird empfohlen, am Abend 1 bis 2 Tassen davon zu trinken. Ebenso sinnvoll ist eine Kombination etwa mit Hopfenzapfen, Passionsblumenkraut oder Baldrianwurzel zu gleichen Teilen.

Weitere Anwendungen Sie können auch 1 bis 4 Tropfen (ca. 20 bis 80 Milligramm) ätherisches Lavendelblütenöl auf einem Stück Würfelzucker vor dem Schlafengehen einnehmen. Es sind weder Kontraindikationen, Nebenwirkungen noch Wechselwirkungen mit anderen Substanzen bekannt.

!

Verwenden Sie nur Lavendelöl in DAB-Qualität mit einem Mindestgehalt von 35 Prozent Linalylazetat.

Auch als Einreibung oder als Wickel kann man dieses Öl, gelöst in pflanzlichem Öl (10-prozentig), verwenden. Eincremen mit Lavendelöl vor dem Schlafengehen sorgt für einen entspannten Schlaf. Massagen mit dem Öl helfen ebenfalls und wirken sogar depressiven Verstimmungen entgegen.

Lavendel-Vollbad für guten Schlaf

100 Gramm Lavendelblüten mit 2 Liter Wasser überbrühen, 5 Minuten ziehen lassen und absieben. Den Aufguss in ein Vollbad geben und 30 bis 60 Minuten vor dem Schlafengehen 20 Minuten lang darin baden.

Es gibt auch fertige Beruhigungsbäder, die Lavendelblüten mit anderen Heilkräutern wie Melissenblättern kombinieren.

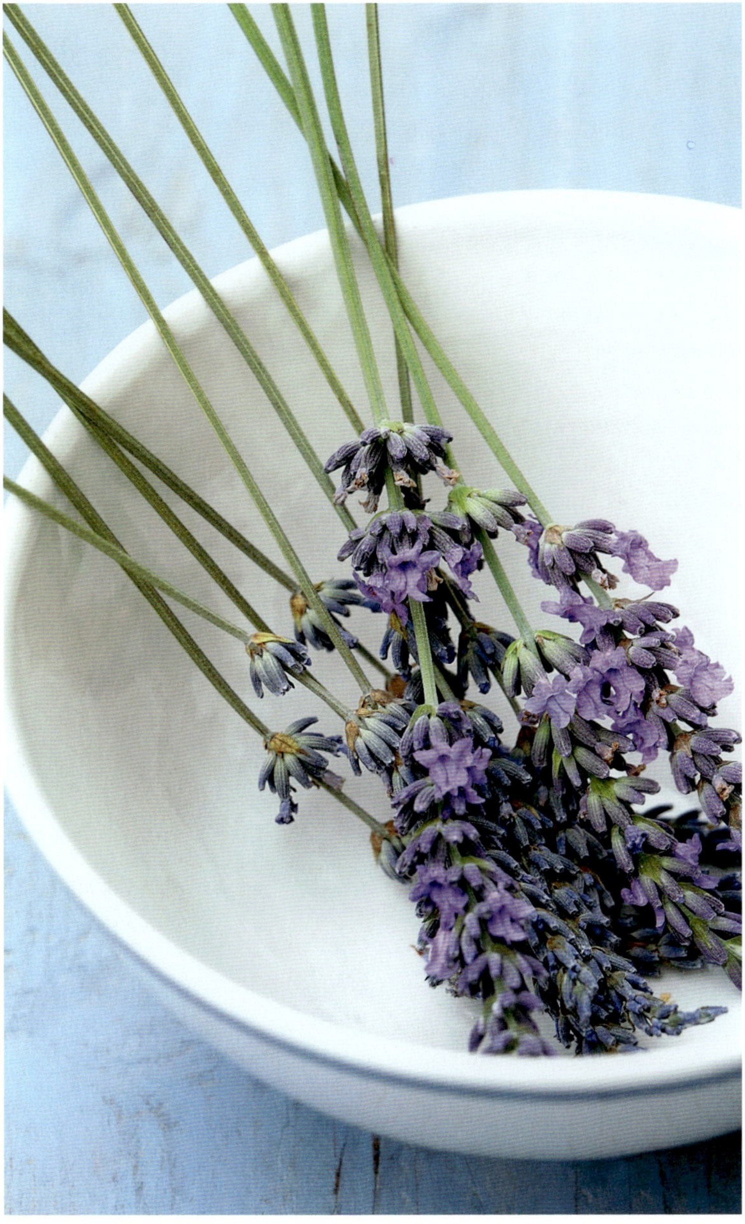

Lavendelblüten enthalten ein ätherisches Öl mit leicht beruhigenden Eigenschaften.

!

Alle genannten Regenwaldarzneien können Sie auch über das Internet bestellen.

Es ist nicht überraschend, dass bei der Artenvielfalt im Regenwald auch Pflanzen dabei sind, die den Blutdruck senken oder positiv beeinflussen. Leider sind nicht alle Pflanzen bzw. Früchte bei uns erhältlich. Die folgenden wirken positiv auf den hohen Blutdruck und man kann sie auch bei uns kaufen – zur Not über das Internet.

Katzenkrallen-Dorn

!

Katzenkrallen-Dorn = lat. Uncaria tomentosa Willdenow de Candolle

Der Katzenkrallen-Dorn gilt als Wunderpflanze, da er nahezu unglaubliche Heilwirkungen hat. Die bis zu 20 Meter hohe Liane gehört zur Pflanzenfamilie der Liliengewächse und heißt im Spanischen „Uña de gato“ – Katzenkralle. Man findet sie im gesamten Amazonasregenwald, aber auch in anderen Regenwäldern Südamerikas.

Ihre medizinische Wirkung gilt offensichtlich nur für die peruanische Form. Man muss sehr vorsichtig sein, welche Art man angeboten bekommt, denn rund 20 weitere Pflanzen, die nicht artverwandt sind, tragen ebenfalls den Namen Uña de gato. Bei der Art, mit der die Katzenkralle verwechselt wird, scheint es sich um Uncaria guianensis (Aubl.) Gmel. zu handeln. Wichtig ist die Unterscheidung auch deshalb, da die beiden einen unterschiedlichen medizinischen Wirkstoffgehalt aufweisen. Und selbst innerhalb der Art gibt es noch zwei verschiedene Gruppen mit unterschiedlichen Inhaltsstoffen.

Seit über tausend Jahren wird Katzenkrallen-Dorn von den indigenen Ureinwohnern in der Naturmedizin angewandt. Sie brauten einen Tee aus der inneren Rinde, also dem Bast der Pflanze. Diesen Pflanzenteil setzt man auch heute noch ein.

Uña de gato enthält eine einzigartige Kombination chemischer Verbindungen, die bei der Anwendung gleichzeitig den Organismus sehr schonen. Man verwendet sie bei zahlreichen Krankheiten, so auch bei Bluthochdruck. Aber nicht nur heilend wirkt sie, sondern auch vorbeugend z. B. als Antioxidans.

Dafür wird eine dreimonatige regelmäßige Anwendung empfohlen.

Teezubereitung 2 Gramm Katzenkrallen-Dorn mit einem Liter Wasser 15 bis 20 Minuten kochen und absieben. Oder 5 bis 10 Gramm getrocknete Rinde (ca. 2 bis 3 Esslöffel) mit einem Liter Wasser 20 bis 25 Minuten kochen, abkühlen lassen und absieben.

Timm Büscher, Autor der Bachelorarbeit „Heilung aus dem Regenwald", erwähnt als verwendete Dosierungen Mengen zwischen 1 und 3 Gramm täglich, bis hin zu 20 Gramm bei fortgeschrittenen Krankheitsstadien. Bei den größeren Mengen empfiehlt er allerdings, einen Arzt hinzuzuziehen, um Nebenwirkungen zu vermeiden.

!

Wissenschaftlich untersucht sind die traditionellen Rezepte nicht. Dennoch lohnt ein Versuch.

Nebenwirkungen und Gegenanzeigen Präparate und Tees, die die Wirkstoffe der Pflanze enthalten, dürfen in folgenden Fällen nicht eingenommen werden:

- bei Organtransplantationen
- von Patienten, die Immunsuppressiva einnehmen
- bei Impfungen
- bei gleichzeitiger Einnahme von Antazida (Säure-Neutralisierer für den Magen)

Bei einer Heparinbehandlung sollten Sie vor Verwendung des Präparats mit dem Arzt sprechen. Dasselbe gilt, wenn Sie andere blutdrucksenkende Mittel einnehmen. Sollten Sie von Katzenkrallen-Dorn Durchfall bekommen, verringern Sie die Dosis.

Annattostrauch

Der etwa 5 bis 10 Meter hohe Annattostrauch stammt aus Brasilien und ist dort als „Urucum", in spanischsprachigen Ländern als „Achiote" bekannt. In Deutschland kennt man die Pflanze als Orleans- oder Rukustrauch. Typisch sind die rotorangen, mit Stacheln bewachsenen Früchte an den Zweigenden.

!

Annattostrauch = lat. Bixa orellana

Bereits die Urvölker des südamerikanischen Kontinents nutzten die ganze Pflanze, denn sie schrieben ihr heilsame Wirkungen zu. Tatsächlich wurde im Tierversuch die blutdrucksenkende Wirkung des Wurzelextrakts und die Wirkung als mildes Muskelrelaxans nachgewiesen.

Da die Untersuchungen zur Wirkung auf den Zuckerhaushalt nicht eindeutig waren, wird Diabetikern von der Verwendung abgeraten, ebenso Schwangeren, da auch schon Gebärmutterkontraktionen aufgetreten sein sollen.

Traditionelle Anwendung 8 bis 10 Blätter (ca. 5 Gramm) in kaltem Wasser aufweichen, dann etwa 10 Minuten in einem Liter Wasser kochen, stehen lassen und zwei- bis dreimal täglich eine Tasse warm oder kalt trinken. Dies soll bei Bluthochdruck und hohem Cholesterinspiegel helfen.

Agaricus

Agaricus blazei Murill ist ein champignonähnlicher Heilpilz, der ursprünglich aus dem brasilianischen Regenwald stammt. Heilpilze kennt man vor allem aus China, etwa Shiitake, Reishi oder Maitake, doch auch der Regenwald in Südamerika lässt solche Pilze wachsen. Agaricus ist ein besonders wertvolles Exemplar, denn er soll den Blutdruck und den Cholesterinspiegel senken.

Bei uns ist Agaricus-Extrakt etwa im Internet erhältlich. Es wird empfohlen, dreimal täglich 1 bis 2 Kapseln bzw. Tabletten einzunehmen. Als Nebenwirkung sind nur Allergien bei empfindlichen Personen bekannt.

Brasilianischer Ginseng

!

Brasilianischer Ginseng = lat. Pfaffia paniculata

Der Brasilianische Ginseng ist ein großer tropischer Strauch, der zur Familie der Fuchsschwanzgewächse gehört. Man nennt ihn auch Suma, Pfaffia oder „Para toda“ („Für alles“). Er stammt aus dem Amazonasbecken und den tropischen Teilen von Brasilien, Ecuador, Panama, Paraguay, Peru und Venezuela.

Zu Heilzwecken wird die Wurzel genutzt. Ihre medizinischen

Wirkungen sind zahlreich: Sie wirkt u. a. als Stärkungsmittel, beruhigt bei Stress, fördert die Blutzirkulation, stimuliert das Immunsystem und soll auch bei Diabetes, Krebs und hohem Blutdruck helfen. Sie enthält antioxidative Inhaltsstoffe und stärkt das Herz.

Traditionelles Rezept Aus der getrockneten und pulverisierten Wurzel mischt man traditionell ein Getränk. Dafür 1 Teelöffel Pulver in einen Saft oder 250 Milliliter Wasser rühren, diese Mischung ca. 15 Minuten kochen und anschließend die Rückstände abtrennen (z. B. mit einem Kaffeefilter). Zwei- bis dreimal am Tag davon trinken.

Chancapiedra

Der Name Chancapiedra bedeutet „Steinbrecher". Die krautige Pflanze gehört zur Familie der Wolfsmilchgewächse und hat kleine Blätter und weiße Blüten. Die Pflanze wird im Regenwald Amazoniens und anderer tropischer Gebiete gesammelt und nicht kultiviert. Verwendet wird ihr ganzer oberirdischer Teil mit Stängel, Blättern und Blüten (Herba phyllanthidi). Wissenschaftlich bewiesen ist eine leberschützende und blutdrucksenkende Wirkung. Außerdem reduziert sie einen überhöhten Blutzuckerspiegel.

Durch seine zahlreichen Wirkungen erlangte das Kraut aus dem Regenwald Weltruhm. Bislang sind keine Nebenwirkungen aufgetreten.

Traditionelles Rezept Ca. 5 Gramm Chancapiedra-Kraut in kaltem Wasser aufweichen, dann ca. 10 Minuten kochen, stehen lassen und zwei- bis dreimal täglich eine Tasse trinken.

!

Chancapiedra = lat. Phyllanthus niruri

Pflanzliche Diuretika: sanft entwässern

Diuretika sind Entwässerungsmittel. Sie gehören zu den konventionellen Medikamenten, die bei Bluthochdruck eingesetzt werden. Aufgrund ihrer hohen Wirksamkeit zählen sie sogar zu den Mitteln der ersten Wahl.

In der Niere wird das Blut gefiltert und sozusagen gereinigt. In diesen Prozess greifen Diuretika ein. Künstlich-synthetische Diuretika entwässern, indem sie die Niere zu einem verstärkten Ausscheiden etwa von Mineralstoffen anregen. Mit den Mineralstoffen wird auch das Wasser, in dem sie gelöst sind, vermehrt ausgeschieden. Auf diese Weise wird zum Teil eine massive Wasserausscheidung erreicht. Die Folge: Das Blutvolumen wird geringer und der Blutdruck niedriger. Damit sinkt auch der Gewebedruck, was zu einer deutlichen Gewichtsreduktion führen kann, wenn der Körper Wasser gespeichert hat. Vor allem Natrium, Kalium und Magnesium werden verstärkt ausgeschieden. Eine solche Änderung im Elektrolythaushalt des Körpers kann jedoch eventuell schwerwiegende Folgen für die Gesundheit nach sich ziehen.

!

Der Vorteil synthetischer Diuretika: schnelle Entstauung in Notfallsituationen.

Die konventionellen Medikamente haben auch Nebenwirkungen, wenn der Verlust an Salzen zu viel wird. Es kann zu Wadenkrämpfen oder auch Herzrhythmusstörungen kommen. Moderne Diuretika können Mineralsalze aber wieder aufnehmen, sodass sie nicht von den Nieren ausgeschieden werden, sondern dem Körper wieder zur Verfügung stehen.

Pflanzliche Diuretika wirken sanfter und auf eine andere Art und Weise: Sie führen zu einer vermehrten Harnausscheidung. Gleichzeitig sind sie durch das Zuführen von Kalium-Ionen in der Lage, die Filtration von Mineralsalzen zu erhöhen. Die Folge ist eine Ausscheidung von Wasser, das in der Mineralstoffbilanz neutral ist, also nicht überproportional viele Mineralsalze enthält.

Studien zeigten, dass pflanzliche Diuretika in der Regel den Harnfluss auf etwa das Doppelte des Ausgangswertes fördern. Der

Umfang der Wasserausscheidung ist damit niedriger als bei den künstlich-synthetischen. Deshalb sind pflanzliche Diuretika auch für Langzeittherapien geeignet, vor allem zur Unterstützung der Wasserausscheidung bei Patienten mit leichtem oder mittelschwerem Bluthochdruck und Herzschwäche Grad I bis II.

Für die konventionellen Präparate gibt es hinreichend pflanzlichen Ersatz, da schon seit Längerem bekannt ist, dass etliche Heilpflanzen über eine Steigerung der Wasserausscheidung eine blutdrucksenkende Wirkung haben. Allerdings verwendete man sie ursprünglich, um Ödeme auszuschwemmen (gegen „Wassersucht"), zur sogenannten Entschlackung (Schlacken fand man jedoch im Körper bislang nicht) oder zur Behandlung von Nieren- und Blaseninfekten.

!

Die gute Nachricht: Für konventionelle Diuretika gibt es reichlich pflanzlichen Ersatz.

Pflanzen mit entwässerndem Effekt

Birke (Betula pendula)	Feuerröschen (Adonis aestivalis)	Kerbel (Anthriscus cerefolium)
Schachtelhalm (Equisetum arvense)	Küchenzwiebel (Allium cepa)	Sellerie (Apium graveolens)
Orthosiphon (Orthosiphon stamineus)	Bischofskraut (Ammi visnaga)	Goldrute (Solidago virgaurea)
Liebstöckl (Levisticum officinale)	Ackergauchheil (Annagallis arvensis)	schwarze Johannisbeerblätter (Ribis nigri folium)
Petersilie (Petroselinum crispum)	Dill (Anethum graveolens)	
Hauhechel (Onosis spinosa)	Engelwurz (Angelica archangelica)	

Besonders die folgenden pflanzlichen Diuretika sind ganz einfach anzuwenden.

Birkenblätter

Von der Birke verwendet man die getrockneten Laubblätter. Sie sind harntreibend, ohne die Nieren zu reizen.

!

Birkenblätter = lat. Betulae folium

Als Tagesmenge werden 2 bis 3 Gramm Birkenblätter, bzw. mehrmals täglich 1 Esslöffel Blätter empfohlen. Darin sollten auch mindestens 150 bis 200 Milligramm Gesamtflavonoide enthalten sein, die auch für ihre antioxidativen Eigenschaften bekannt sind.

Teezubereitung 1 bis 2 Esslöffel mittelfein geschnittene Blätter mit einer Tasse kochendem Wasser übergießen, etwa 10 Minuten ziehen lassen, dann absieben. Davon mehrmals täglich eine Tasse warm trinken.

!

Birkenblätter gibt es auch als Fertigarzneimittel.

Eine Kombination mit anderen entwässernden Heilkräutern wie Hauhechelwurzel und Brennnesselblättern ist durchaus hilfreich und es gibt sie auch als Fertigarzneimittel im Reformhaus oder in der Apotheke.

Goldrutenkraut

!

Verwenden Sie echtes Goldrutenkraut = lat. Solidago virgaurea

Vom Goldrutenkraut verwendet man das blühende Kraut. Ursprünglich setzte man in der Pflanzenheilkunde Solidago virgaurea ein, die daher als „echte" Goldrute bezeichnet wird. Sie wird auch in Fertigarzneimitteln als solche deklariert und diese sollten Sie vorziehen, da sie besser wirkt als das einfache Goldrutenkraut und das Riesengoldrutenkraut (Solidaginis herba).

Als Tagesmenge werden 6 bis 12 Gramm des Krauts empfohlen. Darin sollten dann auch 80 bis 100 Milligramm Flavonoide enthalten sein. 6 Gramm Goldrute entspricht in etwa 2 gehäuften Teelöffeln. Achten Sie darauf, dass der Stängelanteil unter 20 Prozent liegt, da sich die heilenden Wirkstoffe in Blättern und Blüten befinden. Außerdem gibt es fertige Kapseln und Filmtabletten in der Apotheke und im Reformhaus.

Teezubereitung 2 Teelöffel des fein geschnittenen Krauts mit 1 Tasse heißem Wasser übergießen, ca. 10 Minuten ziehen lassen, dann absieben. Mehrmals täglich eine Tasse trinken. Auch eine Kombination mit Birkenblättern oder Brennnesselkraut ist sinnvoll.

Schwarze Johannisbeerblätter

Von Schwarzen Johannisbeerblättern wurde eine blutdrucksenkende Wirkung experimentell nachgewiesen.

Teezubereitung 1 gehäuften Teelöffel (ca. 2 bis 4 Gramm) getrocknete Schwarze Johannisbeerblätter mit ca. 250 Milliliter kochendem Wasser übergießen, 5 bis 10 Minuten bedeckt ziehen lassen und anschließend absieben. Mehrmals täglich eine Tasse trinken.

Da die Johannisbeerblätter einen angenehmen Geschmack haben, kann man sie gut auch mit anderen, ebenfalls diuretisch wirksamen Kräutern wie Goldrutenkraut oder Birkenblättern zu einem wohlschmeckenden Tee mischen.

> !
> Schwarze Johannisbeerblätter = lat. Ribis nigri folium

Fasten: einfach mal gar nichts essen

Unter Fasten versteht man einen zeitlich definierten Verzicht auf feste Nahrung und Genussmittel. Und man glaubt es kaum: Zahlreiche Studien bewiesen, dass zumindest das modifizierte therapeutische Fasten (Heilfasten), unabhängig vom Gewichtsverlust, eine deutlich blutdrucksenkende Wirkung sowie einen positiven Effekt auf Herz- und Gefäßerkrankungen hat.

> !
> Heilfasten kann heilsam bei Bluthochdruck sein.

Die Carstens-Stiftung führte mehrere Studien zum Heilfasten an der Klinik für Naturheilkunde und Integrative Medizin an den Kliniken Essen-Mitte durch. Die Ergebnisse waren eine Absenkung des Blutdrucks von zumeist mehr als 20/10 mmHg bei längerem Fasten. Neben dieser Wirkung wurden die meisten Risikofaktoren der koronaren Herzerkrankung positiv beeinflusst.

Durch die verbesserte Wasserausscheidung und vielfältige Stoffwechselumstellungen während des Fastens wird der Blutdruck rasch gesenkt. Nach dem Fasten steigt der Blutdruck zwar wieder etwas, er erreicht jedoch in der Regel nicht die Höhe der Ausgangswerte. Möglicherweise wirken verschiedene Faktoren günstig, so z. B. der dadurch erzielte verbesserte Fettstoffwechsel und der Entspannungseffekt.

Bitte beachten
Nehmen Sie Medikamente gegen den hohen Blutdruck ein, so ist es auf alle Fälle besser, unter ärztlicher Betreuung zu fasten. Dann kann die Dosierung Ihrer Arzneimittel angepasst werden.
Leiden Sie an massivem Übergewicht (BMI > 40), Untergewicht, Essstörungen, Depressionen, Tumorerkrankungen, Leber- oder Niereninsuffizienz, sollten Sie gar nicht fasten.

!

Kaffee und Nikotin sind beim Fasten tabu.

Saft-Fasten: So geht's

Wissenschaftlich getestet wurde bislang vor allem das Saft-Fasten. Dafür gelten folgende Regeln:

- Je nach ärztlicher Verordnung beträgt die Fastendauer zwischen 7 und 28 Tage, in der klassischen Variante zwischen 14 bis 21 Tage inklusive Einführung und Aufbauphase.
- Die Kur beginnt mit einem Entlastungstag (etwa Obsttag) und endet mit zwei Aufbautagen.
- Es wird nur Flüssigkeit, keine feste Nahrung zugeführt. Getrunken werden mindestens 2,5 Liter kalorienfreie Getränke wie Gemüsebrühe, Kräutertee und Wasser.
- Hinzu kommen kalorienhaltige Getränke mit einer täglichen Kalorienzufuhr von etwa 250 bis 300 Kilokalorien. Das entspricht z. B. 250 Milliliter Gemüsesaft plus 250 Milliliter Obstsaft plus 30 Gramm Honig zum Süßen des Tees.

Das Fasten wird von einer Bewegungstherapie und physikalischen Therapien begleitet. Es sollte sich ein Gleichgewicht zwischen Bewegung und Ruhe einstellen. Auch Massagen und Sauna gehören dazu. Die Ausscheidungsvorgänge über Darm (abführende Salze, Einläufe), Leber (z. B. Leberwickel), Niere (hohe Trinkmenge), Lunge und Haut werden unterstützt.

Sinnvoll ist das Saft-Fasten als Einstieg in eine gesündere Ernährung und einen bewussteren Lebensstil.

Alternative: Entlastungstage

Wenn Sie das Heilfasten eher abschreckt, sind sogenannte Entlastungstage, die man in den Alltag einbaut, eine gute Alternative. So bieten sich z. B. Obst-, Saft- oder Reistage mit einer Kalorienzufuhr von ca. 700 bis 800 Kilokalorien an.

- Obsttag: Ca. 1,2 Kilogramm frisches Obst, verteilt auf fünf Mahlzeiten
- Safttag: 1 Liter frischer Obst- oder Gemüsesaft plus 2 Liter Tee
- Reistag: 150 Gramm ungesalzener Vollkornreis plus Obst oder Gemüse

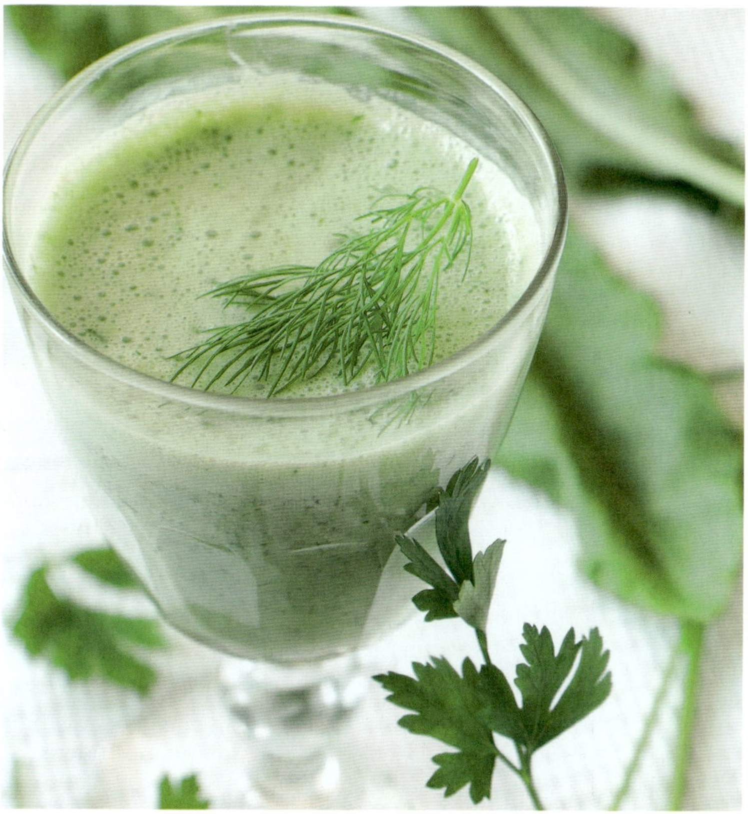

Beim Saft-Fasten sind auch kalorienhaltige Getränke wie Gemüsesäfte erlaubt.

Fazit: Essen für einen optimalen Blutdruck

!

Eine einfache Maßnahme: Mehr pflanzliche und weniger tierische Lebensmittel essen!

Die derzeitige Ernährungssituation bei uns sieht so aus: zu viel Fett, zu viel Eiweiß, zu wenig Kohlenhydrate und Ballaststoffe. Als Abhilfe gibt es eine ganz einfache Möglichkeit: mehr pflanzliche und weniger tierische Lebensmittel verzehren.

Bereits die alten Ägypter kannten die heilende und vorbeugende Wirkung von Obst und Gemüse wie Kohl, Linsen und Zwiebeln. Früh schon kultivierte man z. B. Kresse, Senf und Kohl und setzte sie therapeutisch ein. Knoblauch galt sogar als heilige Pflanze. Seine Wirkung gegen Bakterien war schon 1550 vor Christus bekannt. Von diesen heilenden Wirkungen wusste man lange Zeit nur durch Überlieferung und aus Erfahrung. Erst seit Kurzem wird die schützende Wirkung von Gemüse und Obst auf unsere Gesundheit wissenschaftlich untersucht. Heute weiß man, dass wir von den vielen Heilstoffen der Pflanze mehr als 10.000 mit der Nahrung aufnehmen – darunter viele sekundäre Pflanzenstoffe. Dagegen enthalten tierische Lebensmittel teilweise erhebliche Mengen an problematischen Inhaltsstoffen wie z. B. gesättigte Fettsäuren und Cholesterin.

!

Die DGE empfiehlt: täglich 600 Gramm Obst und Gemüse.

Werden 70 Prozent des täglichen Energiebedarfs aus dem pflanzlichen Bereich gewählt, bedeutet das weniger Kalorien bei dennoch hoher Nährstoffdichte. Je frischer das Obst und Gemüse und je natürlicher es gewachsen ist, desto besser die Wirkung auf den menschlichen Organismus. Die Deutsche Gesellschaft für Ernährung empfiehlt täglich 600 Gramm Obst und Gemüse, wobei Säfte auch mitzählen.

Die positiven Wirkungen von Obst und Gemüse werden nicht auf einzelne Nährstoffe zurückgeführt, sondern auf das Zusammenspiel aller Inhaltsstoffe. Sie haben vermutlich ergänzende und sich gegenseitig verstärkende Effekte, die über die isolierte Zufuhr einzelner Nährstoffe nicht zu erreichen sind. Sie leisten einen wesentlichen Beitrag für die Versorgung mit Vitamin C, Folsäure, Beta-Carotin, Magnesium und Ballaststoffen. Auch für die Vitamine B_1, B_6 und Niacin sowie für die Mineralstoffe Kalium, Eisen und Zink sind Gemüse und Obst wichtige Quellen. Geht man von der Nährstoffdichte aus, so ist Gemüse günstiger zu beurteilen als Obst. Daher sollte man mehr Gemüse als Obst zu sich nehmen. Ein weiterer Vorteil ist, dass die meisten Obst- und Gemüsesorten in frischer, d.h. roher, nicht erhitzter Form verzehrt werden können – im Gegensatz zu anderen Lebensmitteln wie Kartoffeln, Hülsenfrüchten, Fleisch, Fisch und Eiern. Isst man Gemüse und Obst roh, treten keine Verluste an Nährstoffen durch Verarbeitung auf. Das bedeutet, dass diese Lebensmittel die praktisch vollständige Zufuhr ihrer natürlicherweise enthaltenen Inhaltsstoffe ermöglichen.

Blutdrucksenkend wirken jedenfalls keine Einzelfaktoren, sondern die gesamte Ernährung. Langzeitstudien haben immer wieder gezeigt, dass gesunde Ernährung den Blutdruck wirksam senken kann, und das nicht nur bei Hochdruckkranken, sondern auch bei gesunden Personen. Eine bewusste Ernährung kann durchaus genügen, um einen hohen Blutdruck zu normalisieren. Auf jeden Fall sollten Sie sie auch dann beibehalten, wenn Sie auf Medikamente nicht verzichten können.

Es lohnt sich also! Nur durch Umsteigen auf andere Gerichte, die ebenfalls lecker schmecken, kann man sich viele Medikamente und ihre Nebenwirkungen sparen. Das unterstützt nicht nur Sie, sondern das gesamte Gesundheitssystem. Sie sind besser vor der Krankheit geschützt, haben weniger Nebenwirkungen zu befürchten und zugleich entstehen den Krankenkassen weniger Kosten – nebenbei auch Ihnen, denn die Zuzahlungen sind zum Teil gepfeffert!

!

Der Umstieg auf eine gesündere Ernährung lohnt sich – immer und für jeden!

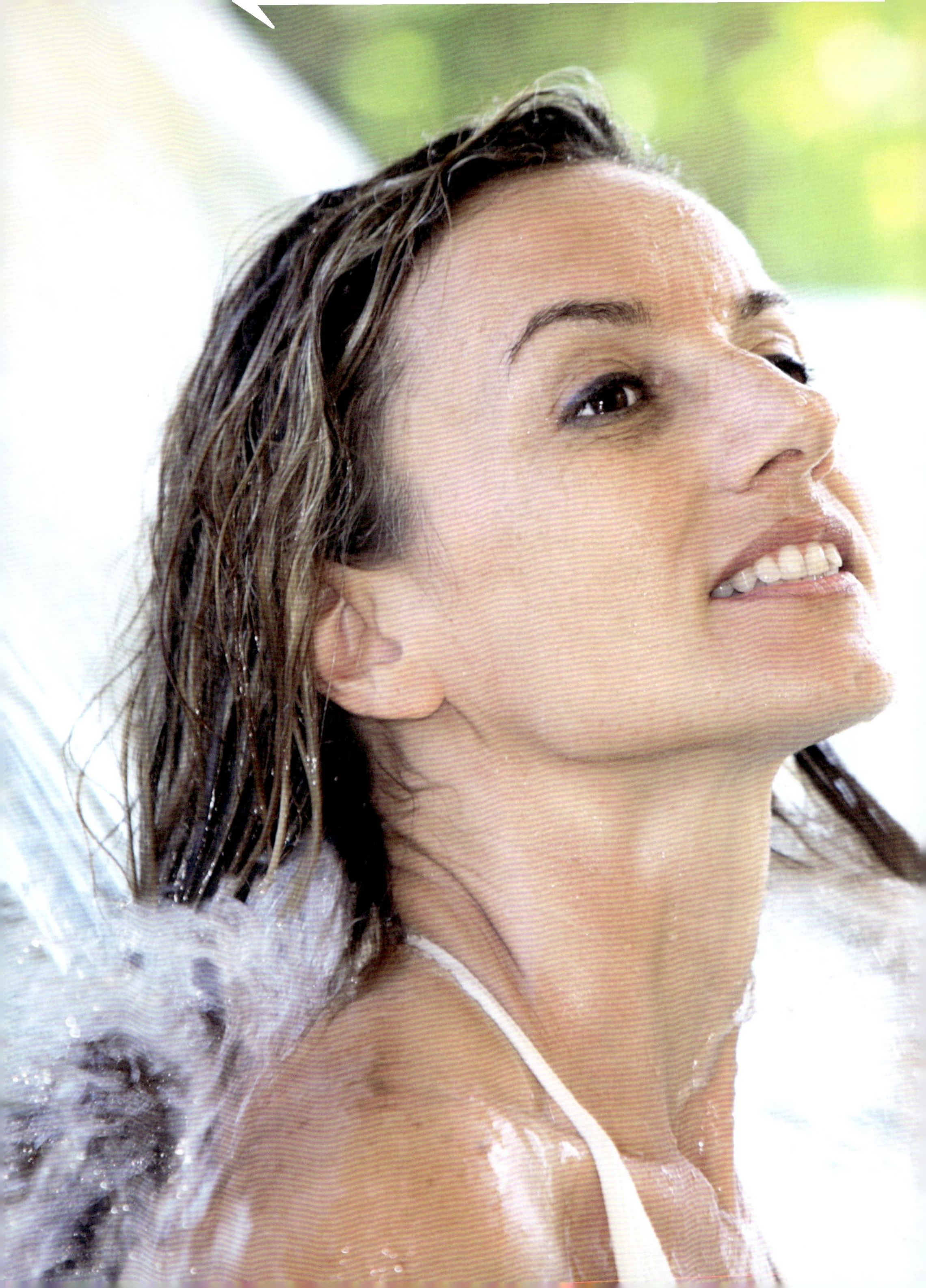

WEITERE NATÜRLICHE METHODEN

Durch die Umstellung auf eine blutdrucksenkende Ernährung haben Sie schon eine Menge für Ihre Gesundheit getan. Doch da geht noch mehr: Mit genügend Bewegung und Stressabbau können Sie Ihren Blutdruck noch weiter senken. Wie Sie das anstellen und welche weiteren effektiven Möglichkeiten es gibt, lesen Sie hier.

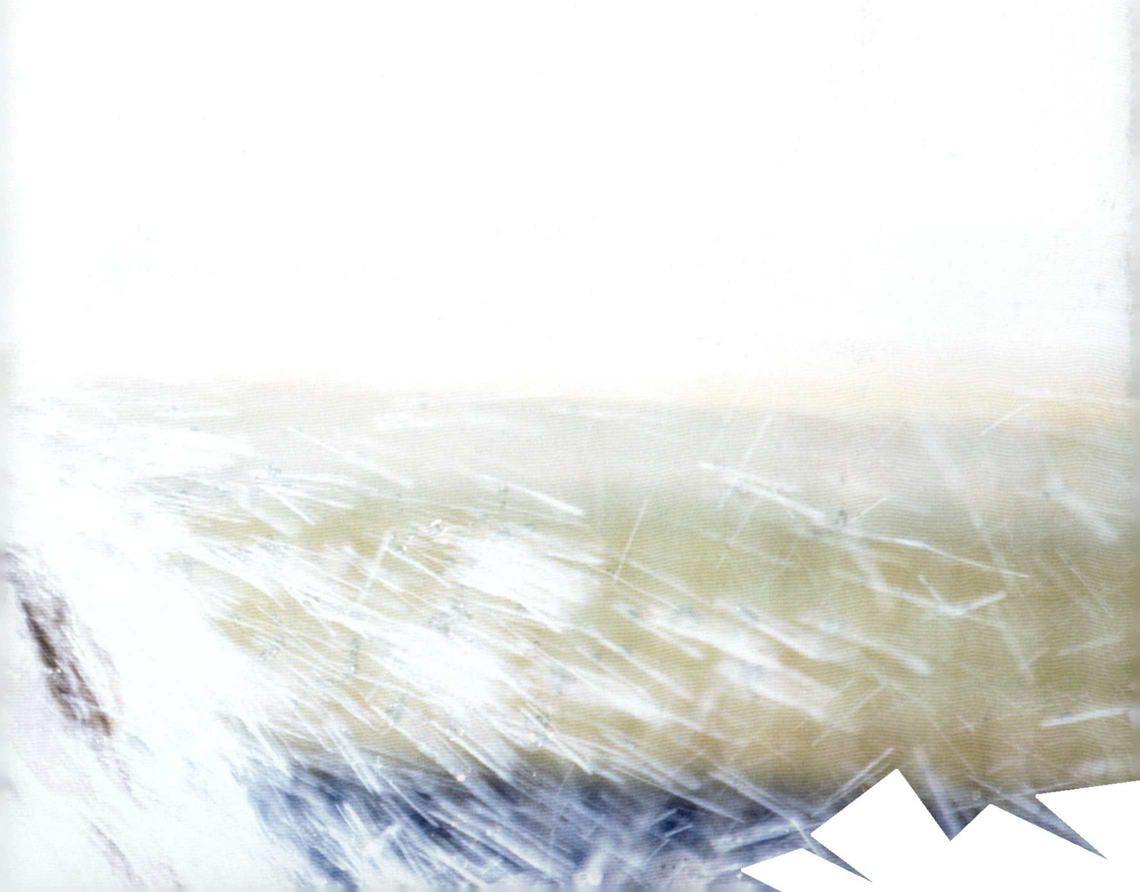

No sports: gar keine gute Idee

Churchill hatte nicht recht: „No sports" ist für keinen ein geeignetes Lebensmotto, schon gar nicht für Hypertoniker!

!

Die Maxime lautet: Bewegung, Bewegung, Bewegung!

Bewegung – vor allem auch an der frischen Luft – trainiert die Gefäße, hält sie elastisch und versorgt sie mit Sauerstoff. Mäßige körperliche Aktivität kurbelt den gesamten Stoffwechsel an. Bewegung vereinfacht das Abnehmen und hilft den Jo-Jo-Effekt zu vermeiden. Negativer Stress wird abgebaut. Die Skelettmuskeln werden stärker durchblutet, Nerven und Muskeln arbeiten besser zusammen. Das verringert den Sauerstoffbedarf der Muskulatur und das wiederum bedeutet weniger Arbeit fürs Herz. Bewegung ist also keine Belastung, sondern eine Entlastung. Und sie senkt – laut Stiftung Warentest – das Risiko für Herz-Kreislauf-Erkrankungen um bis zu 50 Prozent!

Doch leider sind wir großenteils von einem Muskelwesen zum Nervenwesen mutiert – das heißt: Was sich bewegt, sind vor allem die Finger auf der Tastatur und Maus sowie die Augen am Bildschirm. Am Abend tauschen wir den Bürostuhl gegen das Sofa und den PC-Monitor gegen den Fernseher. Leider gilt das auch für Kinder – ein oftmals absurd überfrachteter Lehrplan an Schulen macht bereits junge Menschen krank.

!

Wird der Körper nicht gefordert, schlafft er ab. Eine der Folgen: Bluthochdruck.

In Studien stellte man fest, dass das Risiko, in den nächsten 20 Jahren zu sterben, um mehr als die Hälfte steigt, wenn man sich wenig bewegt – unabhängig von weiteren Lastern wie dem Rauchen, die die Lebenserwartung senken. Zum Bluthochdruck kommen dann andere Herz-Kreislauf-Krankheiten, krankhaftes Übergewicht, Krankheiten des Zucker- und Fettstoffwechsels, Haltungsschäden, Rückenschmerzen, Osteoporose und selbst Krebs hinzu. Sogar Auswirkungen auf die Konzentrationsfähigkeit – insbesondere wenn man älter wird – sind Folgen von Bewegungsmangel. Man kann es ganz einfach formulieren: Werden an den Körper keine Anforderungen gerichtet, schlafft er ab. Umgekehrt gilt: Wird der Körper beansprucht, stellt er Leistungsreserven zur Verfügung. Dabei gibt es kaum ein Medikament oder andere Maßnahmen, die an körperliches Training herankommen. Mit einem Bewegungsprogramm hat man gute Chancen, dem im Alter scheinbar unvermeidbaren Anstieg des Blutdrucks zu entkommen.

Je höher Ihre Werte vorher waren und je weniger Sport Sie getrieben haben, desto höher ist die voraussichtliche Wirkung. Es dauert etwa 3 Monate, bis man den Effekt der Bewegung sieht. Zumindest bei leichtem Bluthochdruck kann man dann die Medikamente reduzieren, im positivsten Fall sogar ganz weglassen – vorausgesetzt, man bleibt dabei. Auch wenn die Werte kurz vor einem Bluthochdruck stehen, kann man mit Sport und gesunder Ernährung drei von vier Hypertonie-Fälle verhindern. Dies zeigte eine Studie an 80.000 amerikanischen Krankenschwestern. Und dieser Effekt gilt auch für Kinder und Jugendliche!

!

Schon nach drei Monaten sehen Sie den positiven Effekt von Bewegung.

Die medizinischen Auswirkungen von Sport

Sport und Bewegung wirkt auf den Körper ähnlich wie Medikamente:

- Funktionsstörungen der Gefäßwand, die u.a. die Weite und Durchlässigkeit der Gefäße und die Blutgerinnung beeinflussen, werden behoben.
- Mit dem Schweiß werden Salze ausgeschieden. Dies wirkt sich günstig auf die Elastizität der Gefäße aus.
- Der Sympathikus des vegetativen Nervensystems wird gedämpft, wodurch die Blutgefäße geweitet bleiben.
- Die Fließ- und Gerinnungseigenschaften des Blutes werden dahingehend verbessert, dass sich nicht mehr so schnell Blutgerinnsel bilden, die einen Herzinfarkt auslösen können.
- Die Empfindlichkeit der sogenannten Barorezeptoren, die den Druck des Blutes in den Arterien registrieren, wird erhöht.

- Der Fettstoffwechsel kommt in Schwung, mit dem Effekt, dass das gute HDL-Cholesterin steigt und das schlechte LDL-Cholesterin sinkt.
- Die Fettverbrennung beschleunigt sich, wodurch man abnimmt.
- Der Blutzuckerspiegel sinkt, weil durch die Muskelbewegung Traubenzucker verbrannt wird. Das kann Diabetes Typ 2 vorbeugen.
- Das Herz wird trainiert und wird somit weniger anfällig für Rhythmusstörungen.

> **!**
> Sport ist das effektivste Anti-Aging-Mittel.

- Das Immunsystem wird aktiviert. Man hat festgestellt, dass die Aktivität der Killerzellen für 8 bis 12 Stunden nach dem Sport erhöht ist. Diese Zellen absorbieren Viren und Krebszellen und machen sie unschädlich.
- Der Funktionsverlust der inneren Organe, Muskeln, Sehnen, Gelenke, Bandscheiben und Wirbel in der zweiten Lebenshälfte wird verlangsamt. Stürze und Knochenbrüche treten seltener auf.
- Die Lebenserwartung sportlich aktiver Menschen ist um 30 Prozent höher als die inaktiver.

> **!**
> Sport kräftigt nicht nur den Körper, sondern auch die Seele.

- Durch die Ausschüttung von Endorphinen („Glückshormonen") fühlt man sich nach dem Sport besser, entspannter, leistungsfähiger und selbstsicherer.
- Die Stressresistenz steigt, indem die Ausschüttung von Stresshormonen gehemmt wird.

Eine Bewegungstherapie wirkt wie ein Betablocker, jedoch bekommt man davon keine Nebenwirkungen! Blutdruck und Herzfrequenz gehen zurück, Stressbelastungen schädigen das Herz nicht mehr. Im Gegensatz zu Betablockern nimmt die körperliche Leistungsfähigkeit zu.

Sport hilft beim Abnehmen

Bei jeder Art von Sport verbrennt der Körper zusätzliche Kalorien. Sogar wenn die Bewegung beendet ist, hält der erhöhte Energieverbrauch noch etwas an. Gehen Sie in einer Stunde 3 Kilometer, verbrauchen Sie 170 Kilokalorien, schaffen Sie in einer Stunde 5 Kilometer, sind das 250 Kilokalorien. Auch bei einer Stunde Tanzen, Garten- oder Hausarbeit benötigt man bis zu 350 Kilokalorien, eine Stunde intensiver Sport verbraucht gar 600 Kilokalorien. Bei Übergewichtigen liegen diese Werte sogar etwas höher, denn je mehr man wiegt, desto höher ist der Kalorienverbrauch bei gleicher Anstrengung. Deshalb nimmt man am Anfang, wenn man noch mehr wiegt, etwas schneller ab als später. Außerdem verhindert körperliche Betätigung den Verlust an Muskelmasse, der sich beim Abnehmen ohne Sport einstellt.

Regelmäßige Bewegung kurbelt den Stoffwechsel an und hilft beim Abnehmen.

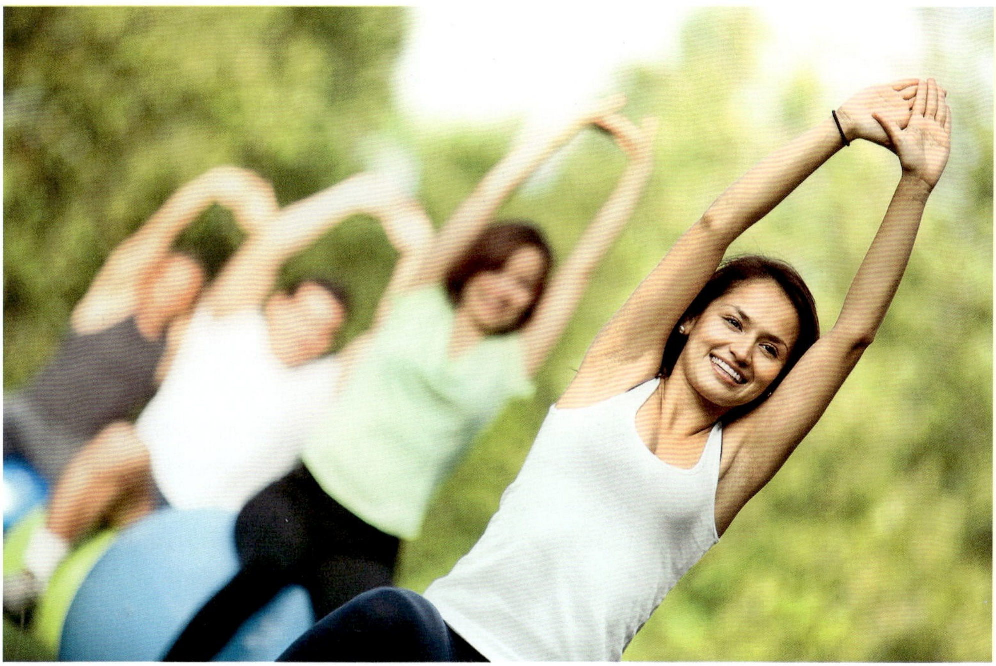

Welche Sportarten sind geeignet?

Es ist wenig sinnvoll, einen Sport auszuüben, der Ihnen nicht gefällt, oder gleich mit einer Art anzufangen, für die Ihnen die Kondition fehlt. Suchen Sie sich zuerst einmal einen Sport, der Ihnen Freude macht, denn nur dann werden Sie ihn auf Dauer durchhalten. Bei uns hat man tausenderlei Möglichkeiten, sich zu bewegen – und das in über 90.000 Sportvereinen.

!

Welche Sportart könnte Ihnen Spaß machen?

Dabei sind keine sportlichen Höchstleistungen gefragt, sondern das Gegenteil: Ausdauersportarten mit realistischem Schwierigkeitsgrad, bei denen die Dynamik im Vordergrund steht. Dazu gehören kontrolliertes Gehen (Walking), Wandern, Radfahren, Schwimmen, Gymnastik, Golf, Ballspiele, Joggen, Paddeln, Rudern sowie Skilanglauf und Reiten.

Kinder und Jugendliche finden vielleicht Kampfsport oder Ballspiele, eventuell auch Tanzen reizvoller.

Bevorzugen Sie Gymnastikübungen zu Hause? Lassen Sie sich am besten vorher von einem Physiotherapeuten anleiten. Diese Krankengymnastik kann der Hausarzt verschreiben.

Mäßige körperliche Aktivität kurbelt den gesamten Stoffwechsel an und Ausdauersportarten erhöhen den Blutdruck nicht so stark, wie dies bei hoher Beanspruchung der Fall ist. Viele kontinuierliche und immer wiederkehrende Bewegungseinheiten führen zu einem geringen Blutdruckanstieg, der bei regelmäßigem Training immer geringer ausfällt.

Je höher der Kraftanteil (z. B. Gewichtheben) und je mehr schnelle Antritts- und Stoppbewegungen (Tennis oder Sprinten), desto kritischer ist die Aktivität für Bluthochdruckkranke zu bewerten.

Bereits zügiges Gehen, das den Puls beschleunigt, ist anstrengend genug, um als Training mittlerer Intensität zu gelten. Man hat bei Diabetikern z. B. festgestellt, dass 4 Stunden Spazierengehen auf die Woche verteilt den Bluthochdruck senkt.

Ziele setzen mit der „SMART"-Technik
Die Stiftung Warentest empfiehlt, für die Bewegung die „SMART"-Technik anzuwenden:

- **S** wie spezifisch: Klar definieren, was man machen will, z. B. Fahrrad fahren.
- **M** wie messbar: Das Vorhaben sollte messbar sein, z. B. der Vorsatz, dreimal die Woche 30 Minuten Fahrrad fahren.
- **A** wie akzeptiert: Die Betätigung muss Spaß machen.
- **R** wie realistisch: Die Ziele sollten auch im Alltag gut umsetzbar sein. Dreimal die Woche mit dem Fahrrad zur Arbeit fahren z. B. heißt: Zweimal darf es regnen.
- **T** wie terminiert: Einen Zeitrahmen setzen und aufschreiben, wann man was macht. Zeiten einplanen, die man auch einhalten kann. Wenn man z. B. am Donnerstag einen Termin hat, zu dem man nur mit dem Auto kommt, ist dieser Tag ungeeignet.

Wie oft und wie intensiv soll man trainieren?

Wichtig ist die Regelmäßigkeit. Ausdauertraining von einer halben bis einer Stunde zwei- bis dreimal die Woche kann den Blutdruck um 5 bis 10 mmHg senken – und zwar unabhängig vom Alter. Sogar den Alterungsprozess starrer gewordener Gefäße kann Sport wieder rückgängig machen. Selbst wenn man schon über 90 ist, steigert Training die Muskelkraft. Als trainierter 75-Jähriger können Sie genauso fit sein wie ein untrainierter 30-Jähriger!

Besser man joggt dreimal in der Woche 20 Minuten, als am Wochenende den Bewegungsmangel mit einer Stunde ausgleichen zu wollen. Der Effekt auf den Blutdruck ist dann am größten, wenn man drei- bis viermal die Woche 30 bis 45 Minuten aktiv ist. Aber auch schon weniger kann helfen, den Blutdruck zu senken.

!
Sport ist in jedem Alter möglich und tut immer gut!

!
Auf die Regelmäßigkeit kommt's an. Lieber dreimal in der Woche 20 Minuten als einmal eine Stunde.

Den größten Gesundheitsgewinn erzielt man, wenn man täglich etwa 300 Kilokalorien zusätzlich durch Bewegung verbraucht. Damit sinkt der systolische Druck um rund 10, der diastolische um bis zu 8 mmHg.

Haben Sie längere Zeit nichts getan, dann gilt: Langsam an die Bewegung herantasten und sich dafür ein paar Monate Zeit lassen. 20 Minuten mehrmals die Woche wird für den Anfang empfohlen. Dennoch sollten Sie zu Beginn auf mindestens eineinhalb Stunden Sport in der Woche kommen und dann möglichst steigern. Mäßig und regelmäßig lautet die Devise.

Als Faustformel für einen optimalen Trainingspuls gilt: 180 minus Lebensalter in Jahren. Zählen Sie den Puls an der Halsschlagader oder messen Sie ihn mit einer Pulsuhr. Man kann diese Formel zusammenfassen mit „Laufen ohne zu schnaufen". Die Puste sollte reichen, um sich noch unterhalten zu können. Ihre Belastungsgrenze kann der Hausarzt, Kardiologe oder eine sportmedizinische Praxis feststellen. Der Arzt kann Ihnen dann für Sie geeignete Aktivitäten empfehlen und Ihren optimalen Trainingspuls ermitteln.

Ziehen Sie Ihren Arzt in jedem Fall zurate, wenn Sie Medikamente einnehmen und mit dem Bewegungsprogramm beginnen wollen. Betablocker, eventuell auch Diuretika und andere Medikamente verlangsamen den Herzschlag und können bewirken, dass Sie sich zu schlapp und müde fühlen, um Sport zu treiben.

Sie können sich auch speziellen Herzsportgruppen anschließen, die Ihnen der Arzt nennen kann oder die Sie im Internet finden (z. B. www.dgpr.de, www.dvgs.de, siehe auch Seite 140, Adressen).

Nur die Ruhe: Stress reduzieren mit Entspannungsverfahren

Entspannungsverfahren können den Blutdruck akut ebenso wie langfristig senken. Sogar die Dosis und Anzahl der blutdrucksenkenden Medikamente können mit ihrer Hilfe verringert werden, sofern man sie regelmäßig praktiziert. Dann senkt sich das Erregungsniveau dauerhaft und die Belastbarkeit erhöht sich. Man benötigt dafür jedoch Zeit. Zeit, um einen Kurs zu besuchen und möglichst jeden Tag zumindest einige Minuten zu üben.

Damit man den Stress besser erträgt, ist es auch wichtig, immer mal wieder kleine Auszeiten zu nehmen. Pausen steigern die Motivation und beugen einer Überlastung vor. Mehrere kurze Pausen können dabei effektiver sein als eine lange – bei gleicher Gesamtlänge. Vom biologischen Rhythmus her sollte man diese Erholungszeiten nach etwa 70 Minuten einplanen, da man nur über diese Zeitspanne konzentriert arbeiten kann. Danach folgt nämlich ein etwa 20-minütiger passiver Zustand, in dem die Körperrhythmen regeneriert werden. Arbeitswissenschaftler empfehlen daher, nach 70 bis 80 Minuten anstrengender geistiger oder körperlicher Arbeit kurze Entspannungsphasen einzuplanen.

!

Zeit für eine Pause! Wir können nur etwa 70 Minuten konzentriert arbeiten.

Um den Stress besser zu bewältigen, gibt es zahlreiche Verfahren. Mit ihnen können wir auf das vegetative Nervensystem Einfluss nehmen, auf das wir sonst keinen willentlichen Zugriff haben. Auf diese Weise können wir den überaktiven sympathischen Teil des Systems abschalten und der parasympathische Teil wird aktiviert. Der Parasympathikus wirkt dämpfend auf unwillkürliche Körperprozesse und Organfunktionen. Die Folge: Die Atmung vertieft sich, der Herzschlag wird ruhiger, die Muskelspannung nimmt ab und die Gefäße erweitern sich.

Die Stiftung Warentest empfiehlt als Entspannungsverfahren autogenes Training, Biofeedback, Hypnose, Meditation und

Achtsamkeitsmeditation, Qigong, Tai-Chi, Progressive Muskelentspannung und Yoga. Leider können hier nicht alle Therapien beschrieben werden. Krankenkassen und Volkshochschulen bieten viele verschiedene Entspannungskurse an. Manche Krankenkassen bezuschussen diese auch. Nachfragen lohnt sich!

Progressive Muskelentspannung nach Jacobson

Die Progressive Muskelentspannung, kurz PME, ist neben dem autogenen Training die bekannteste Entspannungsmethode und am besten untersucht. Man lernt dabei, sich durch eine Entspannung der Muskeln auch innerlich zu beruhigen. Durch häufiges Praktizieren entwickelt man nach und nach ein Gefühl für unbewusste Verspannungen in Alltagssituationen und kann diese gezielt lösen. Man gewöhnt sich an, auf Anspannung sofort mit Entspannung zu reagieren, und kann dadurch selbst in Stresssituationen Ruhe bewahren. Man reagiert ganz allgemein gelassener auf Aufregung, Angst oder Ärger.

> !
>
> Wer seine Muskeln entspannt, kann sich auch seelisch entspannen.

Die Methode geht auf den amerikanischen Arzt Edmund Jacobson zurück, der feststellte, dass Unruhe, Angst und Stress mit einer Anspannung der Muskulatur einhergehen. Entsprechend dieser Erkenntnis werden zuerst einzelne Muskelpartien bewusst angespannt, um sie anschließend ganz bewusst und intensiv zu entspannen. Der Arzt nannte seine Methode „progressiv“ (fortschreitend), weil sie mit der Zeit eine immer tiefere Entspannung vermittelt. Diese überträgt sich von der Muskulatur auf das vegetative Nerven- und das Herz-Kreislauf-System und führt zur inneren Stabilisierung.

Der Sinn des Trainings besteht darin, ein besseres Gefühl für die Spannungen im Körper zu bekommen und sie besser steuern zu können. Damit können beginnende Verspannungen frühzeitig wahrgenommen und durch aktive Entspannung gelöst werden. Die Übungen bewirken nachgewiesenermaßen eine Verringerung der Pulsfrequenz und des Blutdrucks sowie eine deutliche

Stressreduktion und verstärkte Wahrnehmung der eigenen Gesundheit.

Man benötigt einige Wochen, um das Entspannungsverfahren zu lernen und dann in einer Minute völlig zu entspannen. Am Anfang dauert es etwas länger. Am besten lernen Sie die Methode bei einem erfahrenen Therapeuten (z. B. an der Volkshochschule, auch manche Krankenkassen bieten Kurse oder kostenlose CDs zum Selberlernen und Üben an), damit sich keine Fehler einschleichen, die die Effektivität der Methode schmälern. Mit der folgenden Grundübung können Sie die Methode schon einmal ausprobieren.

Grundübung

Setzen Sie sich auf einen bequemen Stuhl, der Rücken ist angelehnt, beide Füße stehen fest auf dem Boden. Nun schließen Sie die Augen und legen Sie die Hände locker auf die Oberschenkel. Dann ballen Sie die rechte Hand zur Faust, bis Sie die Muskeln deutlich spüren, jedoch ohne zu verkrampfen. Diese Spannung etwa fünf bis zehn Sekunden halten.

Beim nächsten Ausatmen die Spannung lösen, die Faust öffnen und den Arm für 30 Sekunden ruhig liegen lassen. Spüren Sie den Unterschied zwischen der Anspannung vorher und der Entspannung jetzt. Bleiben Sie mit Ihrer inneren Aufmerksamkeit bei den Muskeln, die Sie gerade angespannt haben. So können Sie der Reihe nach die Muskulatur des ganzen Körpers an- und wieder entspannen.

Hypnose

Hierbei handelt sich um eine Technik zur Erzeugung eines Bewusstseinszustands, der sich durch entspannte Wachsamkeit auszeichnet, in dem die Aufmerksamkeit fixiert und das Bewusstsein eingeengt sind. Das Bewusstsein ist nach innen gerichtet und konzentriert sich auf bestimmte seelische Erlebnisse und Vorstellungen. Was sich um uns herum abspielt, dringt nicht in das Bewusstsein. Der Verstand wird zurückgenommen, Logik und Vernunft werden zugunsten der Gefühlswelt zurückgedrängt. Durch Steigerung der Konzentration und Erinnerung werden Dinge erfasst, die üblicherweise mit dem Verstand anders verknüpft werden.

!

Hypnose leitet sich von gr. „hypnos" = Schlaf ab.

Wie Hypnose genau wirkt, weiß man nach wie vor nicht. Bekannt ist aber, was auf körperlicher Ebene geschieht. Die Erregungsweiterleitung der Nerven nimmt ab, ebenso die Muskelspannung. Auch Atmung, Pulsschlag, Herzfrequenz und Stoffwechsel verlangsamen sich, der Blutdruck sinkt. Viele Funktionen des nicht beeinflussbaren Nervensystems verändern sich. Oft erlebt man sich als hellwach und hört besser auf den Arzt oder Therapeuten. Bilder sieht man häufig so intensiv wie Halluzinationen. Da die gewohnten Einstellungs-, Gefühls- und Denkschemata weniger fixiert sind, wird kreatives Denken möglich.

Der Hypnotiseur setzt als wichtigstes Mittel meist Visualisierungen ein: So versetzt sich ein Bluthochdruckpatient an einen Ort, den er liebt, an dem er sich wohlfühlt und lässt ihn zur inneren Realität werden. Allein die Vorstellung kann bei Durchblutungsstörungen die Gefäße weit werden lassen. Kombiniert man Hypnose mit einer Verhaltenstherapie, so ist sie bei Bluthochdruck wirksam.

!

Die Vorstellung allein bewirkt eine bessere Durchblutung der Blutgefäße.

Durchgeführt wird Hypnose von Ärzten, Zahnärzten, Psychologen und Psychotherapeuten. Die Ausbildung dauert mindestens 200 Stunden. Auch an Heilpraktikerschulen wird das Verfahren gelehrt.

Mehr zu Hypnose und geeignete Therapeuten finden Sie unter www.dgh.hypnose.de.

Achtsamkeitsmeditation

Achtsamkeitsmeditation ist eine spezielle Form der Meditation. Man übt dabei die Fähigkeit, sich selbst vorbehaltlos zu beobachten und dadurch sehr viel über sich zu lernen. Man ist sich der Tatsache bewusst, dass das Leben aus einer Folge von Augenblicken besteht. In der Achtsamkeitsmeditation befindet sich der Meditierende in einer „frei schwebenden" Aufmerksamkeit, die mit wacher Präsenz und Selbstwahrnehmung einhergeht. Die Konzentration der Aufmerksamkeit wird auf ein Objekt, z. B. den Atem, gelenkt. Erst wenn man sich besser konzentrieren kann, nimmt man eine offene Grundhaltung ein und kann so Körperempfindungen, Gedanken oder Gefühle kommen und gehen lassen.

> **!**
> Ziel ist eine verbesserte Selbstwahrnehmung und Besinnung auf das Wesentliche.

Man lernt die Technik am besten in einem Meditationszentrum. Am Ende eines Achtsamkeitskurses berichten die Teilnehmer von einer deutlichen Verbesserung ihrer gesundheitsbezogenen Verhaltensweise und einer Veränderung ihrer Sicht auf die Dinge. Sie besinnen sich wieder auf das „Wesentliche" und haben ein größeres Vertrauen in ihre Fähigkeit, in schwierigen Situationen angemessen zu handeln. Man entwickelt sozusagen ein Frühwarnsystem für Stress und wird sensibler für körperliche und psychische Signale. Dadurch fällt es leichter, Belastungsgrenzen einzuhalten und auf Stress angemessen zu reagieren. Tatsächlich ergaben Studien zum MBSR-Programm (Stressbewältigung durch Achtsamkeit) auch eine blutdrucksenkende Wirkung.

Achtsamkeitskurse werden leider nur von wenigen Krankenkassen bezuschusst. Wenn Sie mehr über diese Form der Meditation erfahren wollen, erhalten Sie eine CD über www.naturundmedizin.de.

Hydrotherapie nicht nur nach Pfarrer Kneipp

!

Der Wörishofener Badearzt Sebastian Kneipp ist der Vater der modernen Hydrotherapie.

Auch in der Hydrotherapie – also der Therapie mit Wasser – gibt es einige blutdrucksenkende Verfahren. Durch längerfristige Wasseranwendungen lässt sich bei einem mäßigen Bluthochdruck eine deutliche Blutdrucksenkung bis hin zur Normalisierung erreichen. Etwa 50 bis 70 Prozent der Hypertoniker profitieren von der Methode. Doch so wie Medikamente nicht jedem helfen, muss man auch hier testen, ob sie im Einzelfall wirklich hilft.

Durch milde bis kräftige Reize wie Güsse auf Arme und Beine werden die Selbstheilungskräfte und Abwehrkräfte des Körpers gestärkt. Die kalt-warmen Temperatureinflüsse des Wassers regen den Blutkreislauf an, fördern dadurch den Stoffwechsel und wirken stimmungsaufhellend und entspannend.

Güsse regen den Kreislauf an

!

Je kälter, desto wirksamer: 10 bis 16 °C sind ideal.

Kalter Guss Kalte Güsse sollten 20 bis maximal 40 Sekunden dauern. Frieren sollte man danach nicht. Am besten, man wendet sie morgens an, wenn der Körper noch bettwarm ist, oder nach einem heißen Bad. Der Körper reagiert auf den Kältereiz mit verstärkter Durchblutung und einem angenehmen Wärmegefühl. Die Kälte trainiert die Gefäße und dies senkt den Blutdruck.

Warmer Guss und Wechselguss Die Temperatur sollte zwischen 36 und 38 °C liegen. Beim Wechselguss wird zwischen kaltem und warmem Guss abgewechselt. Der Warmwasserguss dauert 1 bis 2 Minuten, der Kaltwasserguss ca. 20 Sekunden. Man beginnt warm, dann folgt kalt, dann wieder warm und abschließend kalt. Man beginnt immer herzfern und endet herznah. Beingüsse beginnt man am rechten Fuß, Armgüsse an der rechten Hand und führt den Strahl bis zu den Oberschenkeln bzw. Oberarmen.

Knieguss Der Strahl wird von den Zehen des rechten Fußes über den Fußrücken zur Ferse geführt, von dort an der Wade hoch bis eine Handbreit über die Kniekehle. Dort kurz verweilen, sodass das Wasser die ganze Wade bedeckt. Anschließend den Wasserstrahl an der Innenseite der Wade zurück zur Ferse führen. Dies wiederholt man am linken Bein. Zuletzt beide Fußsohlen kurz abgießen.

!

Ein Knieguss kräftigt die Venen, wirkt schlaf- und durchblutungsfördernd und senkt den Blutdruck.

Schenkelguss Den Strahl vom Fußrücken des rechten Fußes bis zur Ferse, dann langsam an der äußeren Rückseite des rechten Beines bis zum Gesäßmuskel hochführen und 5 Sekunden verharren. Dann den Schlauch zur Leistenbeuge führen und 5 Sekunden verharren. An der Innenseite des rechten Beines wieder zurück zur Ferse führen. Am linken Bein verfährt man genauso. Zum Schluss gießt man beide Fußsohlen nacheinander kurz ab.

!

Der Schenkelguss wirkt noch intensiver als der Knieguss.

Armguss Man beugt sich über die Badewanne und lässt den rechten Arm hineinhängen. Das Wasser vom kleinen Finger aufwärts bis zur Schulter führen, dreimal über das Schultergelenk und an der Innenseite wieder hinabfließen lassen. Dies geschieht ebenso mit dem linken Arm, dann wiederholt man die Anwendung.

Anwendung zu Hause Die Güsse können Sie ohne großen Aufwand auch zu Hause durchführen. Dafür eignet sich ein sogenannter „Kneipp-Gießschlauch" aus dem Sanitätsfachgeschäft. Alternativ können Sie einfach den Duschkopf der Handbrause abschrauben. Beginnen Sie vorsichtig und machen Sie nicht mehr als drei Anwendungen täglich. Vor einem Guss möglichst nichts Schweres essen. An den Beinen oder Armen beginnen. Nur wenn diese warm und gut durchblutet sind, dürfen Kälteanwendungen sein. Sprechen Sie sich mit Ihrem Hausarzt ab. Er kennt Ihre Krankengeschichte und kann gut einschätzen, was für Sie hilfreich ist.

!

Bei akut hohem Blutdruck keine kalten Güsse anwenden!

Allgemeine Regeln für Kneipp-Güsse

- Der Kaltwasserguss sollte so kalt wie möglich sein.
- Es sollte ein kurzer Reiz sein, der nur so lange dauert, bis eine Reaktion spürbar ist.
- Kalte Güsse niemals auf kalter Haut anwenden.
- Bei wechselwarmen Anwendungen immer warm, nie kalt beginnen.
- Das Wasser nach dem Guss nur abstreifen, nicht abtrocknen. Danach sofort anziehen und sich bewegen, um die Durchblutung zu fördern.
- Die Reihenfolge von rechts nach links, von außerhalb in die Körpermitte, von unten nach oben einhalten.
- Der Wasserstrahl sollte sich breitflächig wie ein Mantel über die Haut ausbreiten.
- Die Füße sollten möglichst nicht direkt im Wasser stehen.

Tauchbäder

In Bad Wörishofen führte man eine Studie durch. Das Ergebnis: Macht man regelmäßig einmal täglich ein Tauchbad, sinkt der Blutdruck. Die Studienteilnehmer konnten so die Dosis ihrer Bluthochdruckmedikamente herabsetzen.

Man erklärt sich diesen Effekt mithilfe des vegetativen Nervensystems. Wärme- und Kältereize führen dazu, dass das Blut im Körper anders verteilt wird. So wird in der Haut die Durchblutung verstärkt, dagegen befindet sich weniger Blut in den Gefäßen, die normalerweise die Hauptlast der Durchblutung übernehmen. Die Gefäße werden weiter, sodass das Blut mit geringerem Druck fließen kann. Wechselwarme Reize lassen den Blutstrom in der Haut stärker werden und die feinen Gefäße öffnen sich. Infolgedessen wird die Haut wärmer und besser versorgt. Leitet unser Nervensystem den Blutfluss auch in die kleineren Gefäße der Haut um, nimmt es den Druck von den großen Adern. Das entlastet das ganze System. Trainiert man das, so kann man den Blutdruck auf Dauer senken.

Anwendung Man taucht beide Arme zuerst bis zu den Oberarmen in ein Tauchbad mit 36 bis 38 °C warmen Wasser ein. Nach 5 bis 10 Minuten wechselt man für 30 Sekunden in maximal 18 °C kaltes Wasser. Anschließend wechselt man erneut. Dies wiederholt man zwei- bis dreimal. Man beginnt immer warm und endet kalt. Um den Temperaturreiz zu erhöhen, kann man das kalte Tauchbad mit Eiswürfeln noch kühler machen.

Warme Wannenbäder

Man glaubt es kaum, aber bereits ein gemütliches Bad kann den Blutdruck senken, und das ganz ohne Kaltwasserschock. Sind es dann zwei Wannenbäder pro Woche, können diese den Blutdruck sogar nachhaltig drosseln. Dies wurde im Rahmen einer Studie der Berliner Charité nachgewiesen. Dabei darf das Wasser angenehm warm (etwa 36 bis 36,5 °C) und die Wanne sollte groß genug sein, dass der Körper bis zum Hals einsinken kann. Da Wärme die Gefäße erweitert, sinkt der Blutdruck sofort. Für die dauerhafte Wirkung sorgt das Gewicht des Wassers, das auf den Körper drückt. Es belastet das Gewebe, wodurch mehr Blut zum Herzen zurückfließt. Infolge der Dehnung der Herzkammern werden Hormone ausgeschüttet, die den Blutdruck anhaltend günstig beeinflussen. Sie regen in den Nieren eine verstärkte Wasser- und Kochsalzausschüttung an, was die Blutgefäße noch zusätzlich erweitert.

Die Wissenschaftler stellten auch fest, dass die Blutdrucksenkung umso länger anhielt, je öfter die Versuchsteilnehmer diese regelmäßigen Wannenbäder durchführten. Nach 8 Wochen erreicht man damit eine anhaltende Blutdrucksenkung, die der Wirkung eines Medikamentes gegen Bluthochdruck entspricht. Verstärken kann man den Effekt, indem man ein Bad mit Baldrian, Lavendel- und Melissenblättern nimmt (siehe Seite 85).

Nur wenn man Asthma oder andere Lungenerkrankungen hat, ist ein Wannenbad möglicherweise zu belastend für den Körper.

!

Lieber regelmäßig wohlig warm baden als Pillen schlucken!

Ab in die Sauna!

Die besondere Wirkung der Sauna beruht auf einem Wechselreiz, denn zuerst wird der Körper durch die heiße Luft erhitzt und anschließend mittels kalter Luft, kalten Güssen und Tauchbad abgekühlt.

Aus wissenschaftlichen Studien weiß man, dass bei Saunagängern das Herz-Kreislauf-System trainiert und das vegetative Nervensystem angeregt sowie reguliert wird. Infolge der gesteigerten Haut- und Schleimhautdurchblutung wird das Immunsystem gestärkt, Muskeln und Gelenke werden entspannt und die Atmung wird angeregt. Puls und Blutdruck sinken.

!

Erste Effekte kann man bereits nach 2 bis 3 Wochen feststellen.

Leichter bis mittelschwerer Bluthochdruck lässt sich durch regelmäßige Saunabesuche dauerhaft bessern. Allerdings ist für die Wirksamkeit entscheidend, dass man über mehrere Monate zwei Saunagänge alle 1 bis 2 Wochen durchführt.

Diese Wirkung erklärt man sich dadurch, dass sich die Arterien beim Schwitzen erweitern. Infolgedessen sinkt der Blutdruck und das Herz wird besser mit Sauerstoff und Nährstoffen versorgt. Der mittlere funktionelle Gefäßquerschnitt an den Beinen und Armen erhöht sich nach 3 Monaten regelmäßigem Sauna-

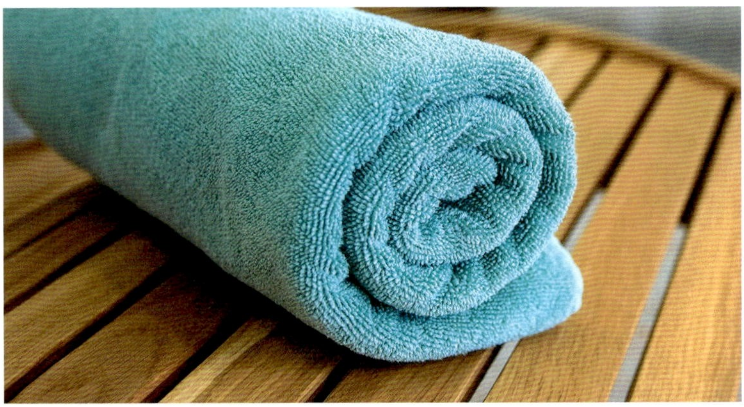

Leichter bis mittelschwerer Bluthochdruck lässt sich durch regelmäßige Saunabesuche dauerhaft bessern.

besuch um 22 Prozent, nach 3 Jahren um weitere 10 Prozent und nach 5 Jahren um insgesamt 40 Prozent gegenüber dem ursprünglichen Zustand.

Regeln für die Sauna

- Kein kaltes Tauchbad bei hohem Blutdruck! Der Sprung ins eiskalte Becken treibt schon bei normalem Blutdruck den systolischen Wert über 300 mmHg. Für die Abkühlung genügen Temperaturen von knapp über 20 °C.
- Bei schlecht eingestelltem Blutdruck – ein Wert liegt über 180 oder beide Werte über 110 – besser auf das Saunieren verzichten.
- Nicht saunieren, wenn man einen Infekt hat. Bei chronischen Erkrankungen, vor allem das Herz betreffend, vorher den Arzt fragen.
- Nicht mit vollem Magen in die Sauna gehen.
- Möglichst nur gut erwärmt in die Sauna gehen, bei kalten Füßen vorher ein warmes Fußbad nehmen.
- Der erste Saunagang sollte maximal 10 bis 15 Minuten dauern. Wenn man sich unwohl fühlt, früher hinausgehen.
- In der Sauna sollte man sitzen. Liegen sollte man höchstens am Anfang, die letzten 2 bis 3 Minuten immer aufsetzen.
- Keine Aufgüsse, denn eine Kondensation von Luftfeuchtigkeit auf der Haut behindert das Schwitzen und führt zu einem Anstieg der Kreislaufbelastung.
- Sofort nach dem Verlassen der Sauna an der frischen Luft oder in einem Frischluftraum abkühlen, danach kalte Güsse. Dabei nicht mit lauwarmem Wasser beginnen, denn der schnelle Wechsel von heiß auf kalt ist der entscheidende Reiz.
- Nach dem Abkühlen 5 bis 10 Minuten ruhen.
- Der zweite Saunagang läuft ab wie der erste.
- Im Anschluss daran 20 bis 30 Minuten entspannt ruhen.
- Gut trainierte Personen können einen dritten Saunagang anschließen.
- Nach dem Saunieren ausreichend Mineralwasser oder Fruchtsaft trinken.

Lichttherapie: die Heilkraft der Sonne nutzen

Die Licht- oder Heliotherapie ist die Heilbehandlung mit Sonnenstrahlen, vor allem mit dem kurzwelligen UV-B-Anteil der Strahlung. Damit will man die körpereigenen Abwehrkräfte und die Vitamin-D-Bildung anregen und die Psyche positiv beeinflussen. Insbesondere die Sonne soll den Blutdruck messbar senken. Tatsächlich stellte man fest, dass bei Patienten mit mildem Bluthochdruck eine serielle Ganzkörperbestrahlung mit einem sonnenähnlichen Wellenspektrum die Werte nachhaltig senken kann.

!

Lassen Sie jeden Tag 5 bis 10 Minuten Sonne auf Ihre Haut.

Das Bedeutende daran ist, dass der Körper Vitamin D bildet. Eigentlich reichen dafür pro Tag 5 bis 10 Minuten Sonne auf Gesicht und Armen aus. Dabei keinen Sonnenschutz anwenden, um die positiven Effekte des UV-B-Lichtes nicht einzuschränken. Übertreiben sollte man natürlich nicht, denn ein Zuviel an Sonne und vor allem Sonnenbrände sind ein Risikofaktor für die Haut.

Ab Mitte Oktober bis Ende März kann in unseren Breiten mithilfe der Sonne aufgrund ihres schrägen Standes kein Vitamin D gebildet werden. Hier muss der Körper auf Vitamin D im Fettgewebe zurückgreifen. Da diese Vorräte möglicherweise mit der Zeit aufgebraucht sind, besser eine Vitamin-D-Bestimmung machen lassen. Eventuell muss künstliche Bestrahlung angewendet werden, etwa in Form von Tageslichtlampen. Fragen Sie Ihren Arzt oder Heilpraktiker, ob eventuell auch ein geeignetes Sonnenstudio helfen kann.

Kuriose Möglichkeiten, den Blutdruck zu senken

Drei weitere Methoden zur Blutdrucksenkung, die auf den ersten Blick verwundern mögen, möchte ich Ihnen nicht vorenthalten.

Die Kraft des Betens

In mehreren Studien konnte gezeigt werden, dass Beten den Blutdruck senkt! Der Psychiater Dr. Patrick R. Steffen von der Duke University im US-Staat North Carolina stellte fest, dass diejenigen seiner 155 afroamerikanischen Studienteilnehmer im Alter von 25 bis 45 Jahren, die sich als sehr religiös und gläubig bezeichneten und viel beteten, einen deutlich niedrigeren Blutdruck aufwiesen als die nicht so gläubigen Studienteilnehmer.

Wunderwaffe Haustiere

Die Forscherin Dr. Karen Allen von der Universität Buffalo in den USA testete den Blutdruck alleinstehender Börsenhändler in New York. Sie alle bekamen aufgrund sehr hoher Blutdruckwerte, die bei Stress auf 184/129 mmHg kletterten, Medikamente. Die Hälfte der Versuchsteilnehmer schaffte sich zudem eine Katze oder einen Hund an. Beim anschließenden Stresstest zeigte sich, dass der Blutdruck bei allen infolge des Medikaments niedriger war. Jedoch diejenigen Teilnehmer, die ein Haustier hatten, konnten ihren Blutdruck besser unter Kontrolle halten. Man führt dies einmal auf das Gassigehen an frischer Luft bei den Hundebesitzern zurück und zum andern darauf, dass Katzen viele Streicheleinheiten benötigen, die Stress und Hektik vergessen lassen und auf diese Weise entspannen helfen.

!

Hund, Katze, Meerschweinchen und Co. können gut für die Gesundheit sein.

Die Sensation: Blut spenden senkt den Blutdruck

Eine Arbeitsgruppe um Professor Dr. Andreas Michalsen von der Charité in Berlin untersuchte 64 Patienten mit metabolischem

Syndrom (Bluthochdruck, Übergewicht, veränderte Blutfettwerte und Insulinresistenz). Dieser Personenkreis wurde nach dem Zufallsprinzip in zwei Gruppen aufgeteilt. Den einen wurde zweimal im Abstand von 4 Wochen je 300 Milliliter Blut abgenommen, bei der Kontrollgruppe geschah nichts. 6 Wochen nach Studienbeginn wurden die Werte verglichen. Das Ergebnis kann man als sensationell bezeichnen, denn der Blutdruck sank bei den Blutspendern im Mittel um 16 mmHg systolisch! Ein derartiger Effekt ist allein durch die Behandlung mit gängigen schulmedizinischen Medikamenten kaum zu erreichen. Aber nicht nur das! Es verbesserten sich auch die Blutfettwerte der Studienteilnehmer, ihre Leistungsfähigkeit nahm zu, sie fühlten sich fit und vital. Tatsächlich reichen wiederholte Blutabnahmen kleinerer Mengen von 100 bis 150 Millilitern, um einen langfristigen Effekt bei Bluthochdruck zu erzielen.

!

Blutspenden senkt den Blutdruck deutlich – und obendrein die Blutfettwerte.

Man erklärt sich den Effekt zum einen dadurch, dass sich durch den Blutverlust das Blut verdünnt und die Fließeigenschaften des Blutes sich verbessern. Somit kann es vom Herzen leichter transportiert werden und kommt mit geringerem Druck aus. Warum der blutdrucksenkende Effekt länger anhält – meist zwischen 3 bis 6 Monate –, darüber rätselt die Wissenschaft. Als Grund für diese lange Zeit vermutet man die Eisenreduktion, die durch die Blutabnahme entsteht. Auch die Konzentration des Eisenspeichereiweißes (Ferritin) sinkt. Aus Untersuchungen weiß man, dass eine Senkung des Eisenspiegels günstig für unsere Gesundheit ist.

!

Weitere Informationen finden Sie unter www.bluthochdruck-blutspende.de.

Initiator der Studie ist die Carstens-Stiftung, die Wissenschaft und Forschung zur Komplementärmedizin unterstützt und auch diese Untersuchung finanzierte, die gemeinsam mit dem Institut für Transfusionsmedizin der Charité durchgeführt wurde. In der Folgestudie will man nun herausfinden, ob das regelmäßige Blutspenden ein wirksames Therapieverfahren bei Bluthochdruck sein könnte.

Vorsicht geboten ist nur bei Blutarmut, akutem Durchfall, niedrigem Blutdruck und körperlich bedingter Schwäche.

Nach der Blutabnahme sollte man mindestens 3 Tage nur leichte Kost essen, weder fettes Fleisch noch gebackene Speisen. Auch auf intensiven Sport sollte man 3 Tage verzichten, besser sind Spaziergänge an frischer Luft.

Fazit: So können Sie selbst einem hohen Blutdruck vorbeugen oder ihn behandeln

Nun haben Sie zahlreiche natürliche Möglichkeiten, Ihren hohen Blutdruck zu reduzieren, kennengelernt. Doch nicht jede Therapie hilft jedem. Am besten testen Sie aus, welche bei Ihnen greifen.

!

Probieren Sie aus, welche Methode bei Ihnen greift.

Den Lebensstil ändern Bei milden Bluthochdruckformen reicht in der Regel eine Lebensstilveränderung kombiniert mit geeigneten Naturheilverfahren aus, um den Blutdruck dauerhaft zu normalisieren und ihn nicht wieder ansteigen zu lassen. Eine Studie aus Finnland bewies, dass ein gesunder Lebensstil das individuelle Bluthochdruck-Risiko auf ein Drittel senken kann! Die Untersuchung wurde mit mehr als 21.000 Teilnehmern (9637 Männer und 11.430 Frauen) durchgeführt. Als gesunde Lebensstilfaktoren definierte man einen Alkoholkonsum unter 50 Gramm pro Woche, täglichen Gemüsekonsum, Bewegung in der Freizeit mindestens dreimal pro Woche und Normalgewicht, d. h. einen BMI unter 25 kg/m^2. Zu Beginn der Studie hatten die Teilnehmer normale Blutdruckwerte. Nach durchschnittlich 16 Jahren hatten 709 Männer und 890 Frauen Bluthochdruck entwickelt. Das Risiko, einen Bluthochdruck zu entwickeln, betrug bei jenen Studienteilnehmern, die alle vier gesunden Lebensstilfaktoren aufwiesen, nur ein Drittel des Risikos der Teil-

!

Verfolgen Sie Ihr Ziel geduldig und beharrlich.

nehmer ohne einen einzigen gesunden Lebensstilfaktor. Sogar wenn man nur ein bis drei gesunde Lebensstilfaktoren aufwies, hatte man ein deutlich verringertes Bluthochdruckrisiko. Männer, die zwei gesunde Lebensstilfaktoren aufwiesen, hatten ein fast halbiertes Bluthochdruckrisiko, bei Frauen sank es um fast ein Drittel.

Sie sehen also: Es rentiert sich, gesund zu leben, selbst wenn Sie es nur auf zwei statt alle vier gesunden Lebensstile bringen.

Leider brauchen Sie etwas Geduld, denn das Ziel eines geringeren Blutdrucks erreicht man nicht in wenigen Tagen. Am besten, Sie gehen schrittweise vor und beschränken sich zuerst auf den Bereich, der Ihnen am dringendsten erscheint. Manchmal hilft auch erst eine Kombination von Maßnahmen.

Manche der vorgestellten Therapien sind wissenschaftlich untersucht, andere haben sich in der Praxis bewährt. Sagen Sie aber auf alle Fälle Ihrem Arzt, was Sie unternehmen, und kontrollieren Sie Ihren Blutdruck, um festzuhalten, was Ihnen wirklich hilft.

Eines ist glasklar: Bei jeder Form des Bluthochdrucks können Sie wichtige Teile der Behandlung selbst in die Hand nehmen.

Das können Sie erreichen Ergreifen Sie all diese Maßnahmen, so ist bei konsequenter Umsetzung eine Senkung um mindestens 30 mmHg des systolischen Wertes möglich. Folgende durchschnittliche Blutdrucksenkungen können Sie durch natürliche, nichtmedikamentöse Maßnahmen erreichen:

- Reduktion des Körpergewichts: 5 bis 20 mmHg je 10 Kilogramm Gewichtsverlust
- Ballaststoffreiche und fettarme Diät mit viel Gemüse: 8 bis 14 mmHg
- Körperliche Aktivität: 4 bis 10 mmHg
- Reduktion des Kochsalzkonsums: 2 bis 8 mmHg
- Reduktion des Alkoholkonsums: 2 bis 4 mmHg
- Blut spenden: 16 mmHg

Man kennt neun Wirkstoffgruppen, 50 Wirkstoffe und Hunderte von Präparaten gegen den Bluthochdruck. Da verwundert es nicht, dass es auch viele alternative Möglichkeiten gibt. Sie sollten die Blutdrucksenkung nie allein den Medikamenten überlassen. Es geht auch nicht um ein Entweder-oder. Für einen dauerhaften Erfolg sollten Sie ergänzend zur Medikamenteneinnahme selbst etwas tun. Damit unterstützen Sie nicht nur die Gesundheit Ihrer Gefäße, Sie können den Blutdruck auch so wirksam senken, dass Sie die Medikamente zumindest reduzieren können oder im Bestfall gar nicht mehr benötigen. Mit den beschriebenen Maßnahmen stehen Ihre Chancen gut, den Druck Ihrer Gefäße zu reduzieren – und dies ganz ohne Nebenwirkungen!

!

Ihre Chancen stehen gut – packen Sie's an!

Ein gesunder Lebensstil kann Ihr individuelles Bluthochdruck-Risiko auf ein Drittel senken.

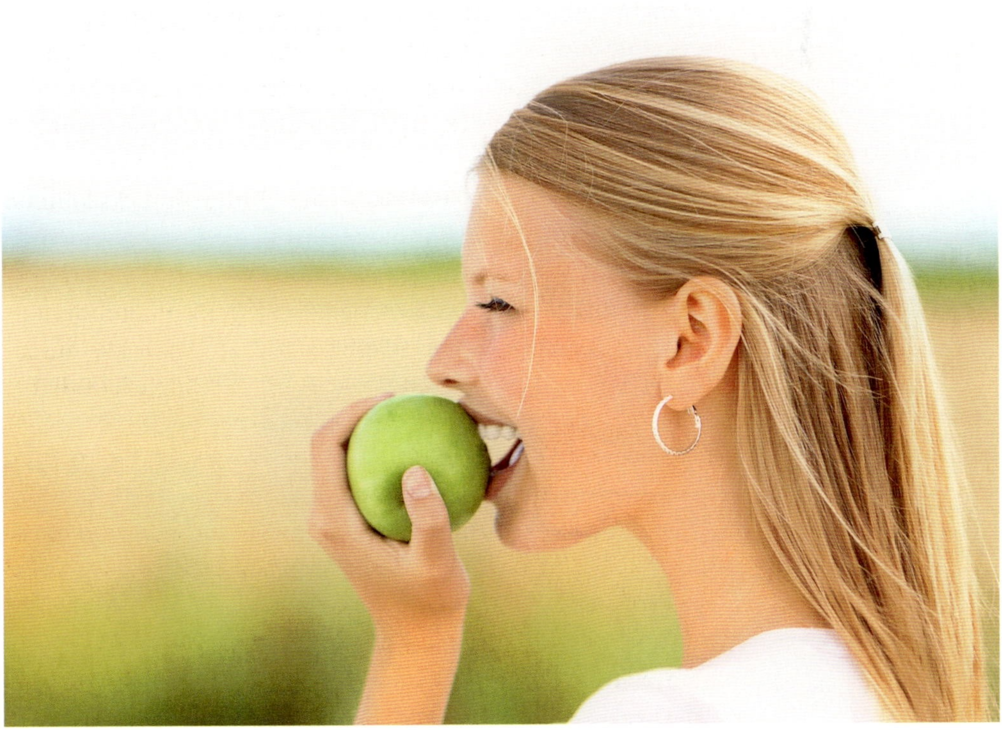

REZEPTE

LECKERE GERICHTE FÜR DEN OPTIMALEN BLUTDRUCK

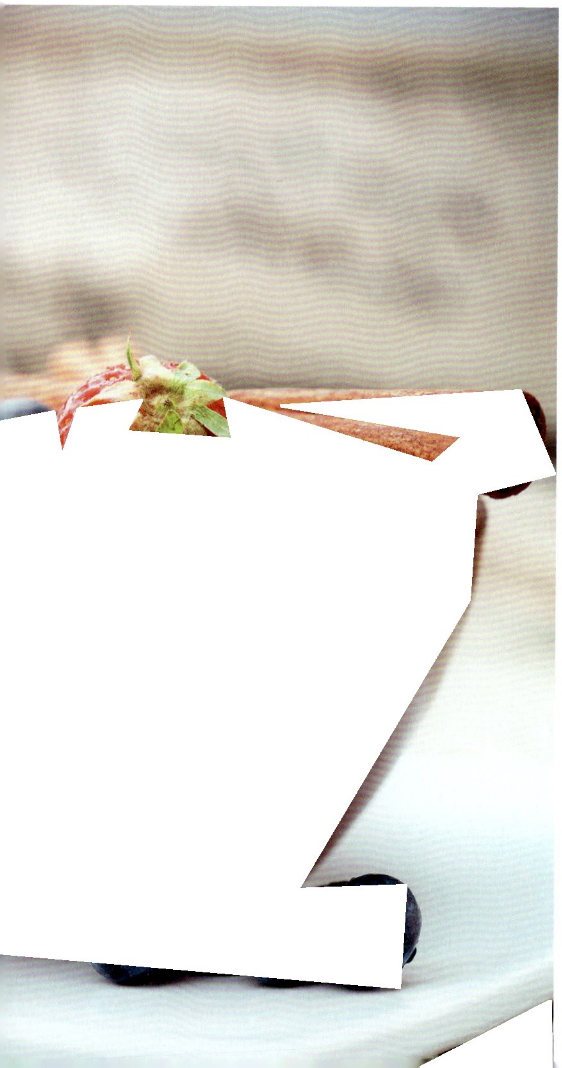

Frühstück

Basis-Müsli mit Kleie, Sesam und Sonnenblumenkernen

Für ca. 400 g Müsli

Arbeitszeit: ca. 10 Minuten

Zutaten

- 100 g Haferflocken
- 100 g Sojaflocken
- 100 g Haferkleie
- 50 g Leinsamen
- je 20 g Sesam-, Sonnenblumen- und Kürbiskerne

Zubereitung

Alles mischen und in ein gut verschließbares Glasgefäß geben.

Knuspermüsli selbst gemacht

Für ca. 300 g Müsli

Arbeitszeit: ca. 10 Minuten

Zutaten

75 g Bio-Sultaninen

gemahlene Haselnüsse und Mandeln

100 g Haferflocken

je 25 g Sonnenblumenkerne

Leinsamen und Sesam

Kokosraspel

Zimt nach Geschmack

⅓ eines Päckchens Bio-Vanillezucker

je 1,5 EL Raps- oder Bratöl und flüssiger Honig (z. B. Wald- oder Akazienhonig)

Zubereitung

1 Sultaninen in ein Sieb geben und waschen, anschließend gut abtropfen lassen. In einer Pfanne Haselnüsse und Mandeln ohne Fett einige Minuten bei niedriger Flamme rösten (Vorsicht, brennen leicht an!), dann beiseitestellen.

2 Inzwischen Haferflocken mit Sonnenblumenkernen, Leinsamen, Sesam und Kokosraspeln mischen, Zimt und Vanillezucker unterrühren.

3 Fett und Honig in einer Pfanne erhitzen, Flockenmischung darin unter ständigem Rühren etwa 5 Minuten rösten. Rosinen unterrühren und weitere 5 Minuten mitrösten. Nüsse und Mandeln unterrühren und das Knuspermüsli abkühlen lassen.

Tipp: Am besten mit frischem Obst, Fruchtsaft, Magermilch oder Magerjoghurt genießen.

Herzbrot mit Haferkleie und Haferflocken

Für 1 Brot

Arbeitszeit: 35–45 Minuten
mit Brotbackautomat: 10–15 Minuten

Zutaten

250 g Weizenmehl Type 1050

150 g Roggenmehl, Type 997

30 g frische Hefe oder 7,5–8 ml Trockenhefe, Zucker

150 g Magerjoghurt (ersatzweise Magermilch)

8 ml Jodsalz

30 g Sesam

30 g Leinsamen

80 g Haferflocken

60 g Sonnenblumenkerne

100 g Haferkleie

Zubereitung

1 Die beiden Mehle mischen und mit Hefe, 1 Prise Zucker, Joghurt, Salz, 350 ml Wasser und den anderen Zutaten verkneten, bis sich der Teig vom Rand der Knetschüssel löst.

2 1–2 Stunden abgedeckt an einem warmen, zugfreien Platz gehen lassen. Das Teigvolumen sollte sich in dieser Zeit erheblich vergrößern.

3 Ein Backblech mit Backpapier auslegen, mit etwas Mehl bestauben, den Teig wie ein Brot formen und darauflegen.

4 Eine feuerfeste Form mit Wasser füllen, auf den Boden des Backofens stellen, Backblech mit Brot auf der mittleren Schiene bei 175 °C (Umluft) 60 Minuten backen. Brot herausnehmen, auf einem Gitterrost abkühlen lassen, damit es schön knusprig wird.

Tipp: Sie können das Brot auch im Brotbackofen backen. Alle Zutaten hineingeben, kurz mit einem Holzlöffel in die Ecken gehen, damit kein Mehlrest verbleibt, und nach Vorschrift backen.

Salate

Griechischer Hirtensalat

Für 3–4 Personen

Arbeitszeit: 20–30 Minuten

Zutaten

- 1 grüner Salat (z. B. Kopfsalat, Batavia, Eichblatt, Eissalat)
- 1 größere Zwiebel
- 4 Tomaten
- 1 kleine Salatgurke
- 1 mittlere rote Paprika
- 150 g möglichst fettarmer Feta
- 10 grüne oder schwarze (etwas herber) Oliven
- 4–5 EL Essig: Balsamico und Obst- oder Kräuteressig (am besten gemischt)
- 1 EL Zitronensaft, möglichst frisch gepresst
- Kräutersalz, Pfeffer
- 2 Knoblauchzehen
- 3 EL Olivenöl

Zubereitung

1 Blattsalat putzen, waschen, zerteilen und während der Vorbereitung der anderen Zutaten abtropfen lassen.

2 Zwiebel schälen und in Ringe schneiden. Tomaten waschen, Stielansatz herausschneiden und das Fruchtfleisch in Scheiben schneiden. Gurke waschen und hobeln. Paprikaschote waschen, putzen, von Kernen, Stielansatz und weißen Rippen befreien und in feine Streifen schneiden. Feta in kleine Stücke schneiden.

3 Alles in eine Schüssel geben und die Oliven untermischen.

4 Alle Zutaten für die Marinade über den Salat geben und untermischen, abschmecken und am besten mit frischem Brot bzw. Pita genießen.

Tofuwürfel als Salatbeigabe

Für 1 Person

Arbeitszeit: ca. 10 Minuten

Zutaten

etwa 100 g Tofu,
Geschmacksrichtung nach Wunsch

1–2 TL Raps- oder Olivenöl

Zubereitung

Tofu in kleine Würfel schneiden, Öl erhitzen und die Tofuwürfel darin anbraten. Etwas abkühlen lassen.

Tipp: Wenn Sie geräucherten Tofu verwenden, sparen Sie sich sogar noch das Anbraten.

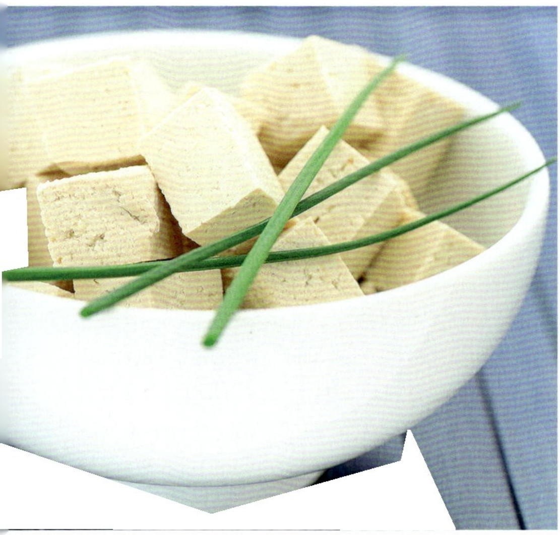

Tomatensalat mit Tofuwürfeln

Für 1 Person

Arbeitszeit: 10–15 Minuten

Zutaten

110 g Tofu nach Geschmack

Raps- oder Olivenöl zum Anbraten

2 mittelgroße Tomaten

1 kleine Zwiebel (ca. 40 g)

Essig, Olivenöl

einige Spritzer frisch gepresster Zitronensaft

Kräutersalz, Pfeffer

Zubereitung

1 Tofu in kleine Würfel schneiden. In einer Pfanne mit dem Öl anbraten und einige Minuten bei nicht allzu hoher Temperatur braten lassen, dann herausnehmen und abkühlen lassen.

2 Inzwischen Tomaten waschen, putzen, vom Stielansatz befreien und in dünne Scheiben schneiden. Zwiebel schälen, putzen und in dünne Schnitze schneiden. Tomaten mit den Zwiebeln und den Tofustückchen vermischen.

3 Mit dem Öl, Essig und Zitronensaft eine Marinade anrühren und unter den Salat mischen. Mit den Gewürzen abschmecken.

Gemüse und Beilagen

Spaghetti mit Pekannuss-Sauce

Für 1 Person

Arbeitszeit: ca. 20 Minuten

Zutaten

- 50–60 g Pekannüsse
- 1 Stückchen Lauch
- 30 g Bergkäse
- 1 TL Raps- oder Olivenöl
- etwa 80 g Crème fraîche
- Vollkornspaghetti (Menge nach Appetit)
- Kräutersalz
- italienische Gewürze

Zubereitung

1 Pekannüsse mahlen und ohne Fett einige Minuten rösten, dann beiseitestellen.

2 Lauch waschen, putzen und in kleine Stücke schneiden, Bergkäse raspeln. Fett erhitzen, Lauch darin anbraten, Bergkäse dazugeben, schmelzen und Crème fraîche unterrühren.

3 Inzwischen die Nudeln ansetzen und fertigkochen. Die Nüsse unter die Sauce rühren, mit Salz und Gewürzen abschmecken. Spaghetti auf einem Teller anrichten und Sauce darübergeben.

Tipp: Ein Endiviensalat passt gut dazu.

Spirelli mit Paprika und Pilz-Tofu-Sauce

Für 1 Person

Arbeitszeit: 15–20 Minuten
Achtung: getrocknete Pilze einige Stunden vorher einweichen

Zutaten

- 125 g Spirelli oder andere Nudeln nach Wunsch
- 1 rote oder orange Paprika
- 50 g frische Pilze (Champignons, Shiitake, Steinpilze oder Pfifferlinge) oder 5 g getrocknete Pilze
- 100 g Naturtofu frisch
- 1 TL Raps- oder Olivenöl
- Salz, Pfeffer, Kräutersalz

Zubereitung

1 Nudeln in kochendem Salzwasser bissfest kochen, kalt abschrecken und abtropfen lassen.

2 Inzwischen Paprika waschen, putzen, von den Kernen sowie weißen Zwischenhäuten befreien und in Würfel schneiden. Pilze säubern, putzen und in mundgerechte Stücke schneiden. Tofu würfeln.

3 Öl in einer Pfanne erhitzen, Paprikastücke anbraten, Pilze und Tofu hinzugeben und alles einige Minuten dünsten. Nudeln untermischen und nach Geschmack würzen.

Tipp: Am besten mit einem frischen Salat genießen.

Kohlsuppe à la Flemmer für die schlanke Linie

Für ca. 10 Portionen

Pro Portion 147 kcal

Arbeitszeit: 60–75 Minuten
Achtung: Sojabohnen am Vorabend einweichen

Zutaten

- 250 g Sojabohnen (Trockenware)
- 6 lange Frühlingszwiebeln oder 1–2 Stangen Lauch
- ca. 500 g Tomaten
- 1 kleiner Weißkohl
- 2 grüne Paprika
- 50 g Sellerie oder Staudensellerie
- 300 g Möhren
- 250 g Zwiebeln
- 3 mittlere Zehen Knoblauch
- 1 TL Olivenöl
- 6 gehäufte EL fertige Gemüsebrühe (gibt es auch mit Kalium anstelle von Natrium im Naturkostfachgeschäft)
- Curry oder Kurkuma
- Kräutersalz und Pfeffer nach Geschmack
- reichlich Schnittlauch

Zubereitung

1 Am Vorabend Sojabohnen in Wasser einweichen (gut mit Wasser bedeckt, ergeben etwa 1 l Volumen).

2 Am nächsten Tag Einweichwasser verwerfen, Sojabohnen mit Wasser abspülen und mit 3 l Wasser in einen Schnellkochtopf geben, verschließen, aufheizen. Sobald der Topf dicht ist, kann der Herd ausgeschalten werden. Topf mit Inhalt abkühlen lassen, dann können die Bohnen mit dem Wasser weiterverarbeitet werden.

3 Das Gemüse waschen, putzen und in kleine Stücke schneiden. Zwiebeln und Knoblauch schälen, klein schneiden oder raspeln, dann in einem großen Topf mit dem Öl anbraten. Weißkohlschnitzel ebenfalls anbraten.

4 Mit dem Kochwasser der Sojabohnen aufgießen und Gemüsebrühe, das klein geschnittene Gemüse und die Sojabohnen hinzugeben. Aufkochen und 10–15 Minuten bei niedriger Hitze garen. Mit den Gewürzen abschmecken.

5 Schnittlauch waschen, in feine Röllchen schneiden und darüberstreuen.

Die perfekte Suppe

Die Suppe kann man als Schlankheitssuppe bezeichnen, da sie sehr wenig Kalorien enthält. Sie ist als Diätnahrung günstig, da man von ihr nahezu essen kann, so viel man will. Auf diese Weise vermeidet man ein Hungergefühl. Wenn Sie wenig Zeit haben, können Sie auf vorgefertigte Gemüsemischungen zurückgreifen. Sehr gut schmeckt z. B. eine Mischung aus Mais, Erbsen, Möhren und Blumenkohl. Tomaten müssen nicht unbedingt dabei sein. Würzen kann man je nach Geschmack mit Kräutersalz, unter Zugabe natriumfreier Suppenbrühe, fertiger Gemüsebrühe oder Kurkuma. Je nach Geschmack kann man mit der Zeit eine ideale Suppe kreieren, die wirklich gut schmeckt. Da der Körper das Wasser erst einmal speichert, ist mit Gewichtsverlust frühestens am übernächsten Tag zu rechnen. Mit blutdrucksenkendem Soja erhält man zusätzlich reichlich wertvolles Eiweiß.

Tipp: Übrig gebliebene Suppe einfrieren und bei Hungerattacken genießen.

Pommes für Kalorienbewusste

Für 1 Person

Pro Portion 440 Kcal

Arbeitszeit: ca. 45 Minuten

Zutaten

500 g Kartoffeln

1 EL Olivenöl

(1 kleine Prise Salz oder Kräutersalz)

Zubereitung

1 Kartoffeln schälen (aber auch mit Schale möglich), in ca. ½ cm dicke Scheiben schneiden und in ebenso dicke Streifen. Kartoffelschnitten in einer Schüssel mit Olivenöl und gegebenenfalls mit Salz (schmeck aber auch ohne gut!) mischen.

2 Den Backofen auf 200 °C einstellen (Umluft 180 °C). Kartoffeln auf ein mit Backpapier ausgelegtes Backblech verteilen und in mittlerer Höhe 15 Minuten auf der einen Seite und weitere 15 Minuten auf der anderen Seite erhitzen. Dabei müssen die Kartoffeln frei liegen, nicht übereinander (d.h. maximal etwa 500 g pro Blech), sonst kleben sie zusammen und schmecken nicht mehr nach Pommes.

Möhren-Gemüse roh und gekocht

Für 4 Personen

Arbeitszeit: 30–40 Minuten

Zutaten

800–1000 g Möhren
2–3 EL Raps- oder Olivenöl
2 gehäufte EL Mehl
1 gehäufter EL gekörnte Gemüsebrühe oder 500 ml gekochte Gemüsebrühe
Kräutersalz

Zubereitung

1 Möhren putzen, waschen, in Scheiben schneiden, etwa ⅓ davon beiseitelegen. Fett in einem Topf erhitzen, Möhren dazugeben, etwas Wasser dazugießen und 10 Minuten dünsten.

2 Inzwischen die beiseitegelegten Möhren zerkleinern (am besten raspeln) und wieder beiseitestellen.

3 Mehl zu den gedünsteten Möhren geben, durchschwitzen. 1 gehäuften EL gekörnte Gemüsebrühe und so viel Wasser dazugeben (knapp ½ l Wasser), dass eine sämige Sauce entsteht. Restliche Möhren untermischen und das Gemüse mit Kräutersalz abschmecken.

Tipp: Für salzempfindliche Personen gibt es gekörnte Gemüsebrühe in Bio-Qualität auch mit Kalium anstelle von Natrium im Naturkostladen.

Artischocken mit zweierlei Dips

Für 4 Personen

Arbeitszeit: 5–10 Minuten

Zutaten

4 Artischocken
Salz

Zubereitung

1 Die Artischocken in Salzwasser 10–20 Minuten (je nach Größe) garen. Sie sind fertig, wenn sich ein Blatt leicht herausziehen lässt.

2 Artischocken herausnehmen, Wasser abtropfen lassen und mit den Dips servieren.

3 Beim Essen jeweils ein Blatt herausziehen und mit dem Ende in den Dip tauchen. Das Herz der Artischocke kann so gegessen werden.

Tipps: Artischocken eignen sich wunderbar als Vorspeise für Gäste. Während der Gastgeber den Rest vorbereitet, können die Gäste bereits die Artischocke mit den Dips genießen.
Die Artischockenherzen schmecken auch köstlich als Pizzabelag neben Paprika, Tomaten und anderem Gemüse.

Auberginendip

Für 2–3 Personen

Arbeitszeit: ca. 20 Minuten

Zutaten

- 1 kleine Zwiebel
- 1 Knoblauchzehe
- 1 TL Olivenöl
- 1 kleine Aubergine (ca. 50 g)
- 1 EL Zitronensaft, möglichst frisch gepresst
- Gewürzkräuter nach Geschmack (z. B. Oregano, Sellerieblätter, Petersilie, Basilikum, Thymian und Kurkuma)
- fertige Gemüsebrühe (evtl. salzarm)
- Kräutersalz
- Pfeffer

Zubereitung

1 Zwiebel und Knoblauch schälen und raspeln. Olivenöl erhitzen und Zwiebel mit Knoblauch darin anbraten.

2 Inzwischen Aubergine waschen, putzen, Stielansatz entfernen und das Fruchtfleisch in Scheiben oder Würfel schneiden.

3 Zur Zwiebelmischung hinzugeben und weich garen, eventuell etwas Wasser zufügen. Zitronensaft, Kräuter, Gemüsebrühe und Gewürze dazugeben und alles pürieren. Eventuell nachwürzen.

Tipp: Der Dip passt sehr gut zu den gekochten Artischocken auf der linken Seite.

Mandel-Sojasahne-Dip

Für 2 Personen

Arbeitszeit: 5–10 Minuten

Zutaten

- 100 g Sojasahne
- 50–60 g gemahlene Mandeln
- 1 EL mittelscharfer Senf
- 2 EL Obstessig
- 1 TL Honig
- Kräutersalz
- Pfeffer
- Ingwerpulver

Zubereitung

Die Sahne möglichst schaumig schlagen, dann Mandeln, Senf, Obstessig und Honig unterziehen. Nach Belieben mit Kräutersalz, Pfeffer und Ingwerpulver abschmecken.

Tipp: Der Dip passt sehr gut zu den gekochten Artischocken auf Seite 134, aber auch zu Pellkartoffeln und einem Rohkostteller mit z. B. Möhren.

Kalorienarme Nachspeisen

Apfelkuchen à la Ludmilla

Für 1 Kuchen
1110 kcal, ca. 92 kcal pro Stück

Arbeitszeit: 30–45 Minuten

Zutaten
3 Äpfel (ca. 400 g)
3 Eier
Salz
170–182 g Erythrit (erhältlich im Internet unter sandos-naturkost.de)
1 Messerspitze Bio-Vanillezucker
160 g Mehl
½ Päckchen Backpulver
Zimt

Zubereitung

1 Äpfel waschen, entkernen und 1 Apfel in Spalten schneiden.

2 Die Eier trennen. Eiweiß mit 2 EL Wasser und einer Prise Salz steif schlagen. Inzwischen die restlichen Äpfel klein schneiden.

3 Eigelb mit Vanillezucker und 2 EL Wasser schaumig rühren. Mehl, Backpulver und Zimt einarbeiten und zu einem glatten Teig verrühren. Eiweiß und Apfelstücke unterheben.

4 Teig in eine Springform gießen, mit den Apfelspalten belegen und teilweise in den Teig mischen. Mit Zimt bestreuen und bei 175 °C 40–45 Minuten backen. Der Kuchen sollte schön aufgehen, die Äpfel etwas versinken und goldgelb werden. Abkühlen lassen und frisch genießen.

Tipps: Um noch mehr Kalorien zu sparen, 2 EL Magerquark unter die Teigmischung rühren. Dadurch schmeckt der Kuchen auch frischer.
Der Kuchen kann auch mit anderem Obst belegt werden, z. B. mit Pflaumen, Rhabarber, Kirschen, Stachelbeeren oder Himbeeren. Wenn Sie Obst verwenden, bei dem der Wassergehalt höher ist (Pflaumen), kann es sein, dass der Kuchen klebrig wird. Er schmeckt zwar immer noch gut, für Besuch ist er dann aber weniger geeignet. Dann auch besser Backpapier in die Springform legen und zusätzlich mit Bratöl einreiben, denn dann ist der Kuchen schwer aus der Form herauszubekommen. Auch den Quark dann besser weglassen.

Gefüllte Erdbeeren mit Amaranth-Kiwicreme

Für 1 Person

Arbeitszeit: ca. 20 Minuten

Zutaten

- 100 g große, frische Erdbeeren
- 1 EL gepuffter Amaranth
- 1 EL Akazienhonig oder anderer flüssiger Honig (z. B. Waldhonig)
- ½ TL Bio-Vanillezucker
- 20 g Magerjoghurt (2 EL)
- 1 Kiwi, geraspelt

Zubereitung

1 Erdbeeren waschen, putzen und eine kleine Standfläche sowie Deckel abschneiden. Mit einem kleinen Messer aushöhlen.

2 Amaranth mit Honig, Vanillezucker, Joghurt und Kiwiraspeln verrühren. Diese Masse mithilfe eines Spritzbeutels in die Erdbeeren füllen und Erdbeerdeckel daraufsetzen.

ANHANG

Lexikon

Alkaloide: Vorwiegend gesundheitsschädliche, stickstoffhaltige Verbindungen, meist pflanzlicher Herkunft, zu denen auch Rausch- und Heilmittel gehören.

Antioxidantien: Schutzstoffe, die Reaktionen von Sauerstoffverbindungen (Oxidation, siehe dort) und Stickstoffverbindungen mit Fettbestandteilen von Lebensmitteln behindern. Dazu zählen z. B. Vitamin C und E, Ubichinon und sekundäre Pflanzenstoffe wie Flavonoide. Sie sind wichtig für die Bekämpfung freier Radikale (siehe dort).

Blutplasma: Flüssiger Anteil des Blutes ohne Blutkörperchen.

DAB-Qualität (Arzneibuchqualität): Garantiert einen ausreichenden Wirkstoffgehalt von Arzneipflanzen infolge von Tests und Prüfungen in der Apotheke oder durch spezielle Untersuchungslaboratorien.

Enzyme: Eiweißsubstanzen, die die zahlreichen biochemischen Prozesse im Körper in eine vorteilhafte Richtung lenken.

Freie Radikale: Sehr reaktionsfreudige, aggressive, instabile Sauerstoffverbindungen, die im Körper Zellbestandteile und Erbsubstanz schädigen oder zerstören können und u. a. an der Entstehung von Krebs beteiligt sind. Sie werden zum Teil im Körper selbst gebildet, z. B. bei Stress, zum Teil von außen zugeführt, z. B. über Tabakrauch, bestimmte Arzneimittel oder Umweltgifte.

Kohlenhydrate: Nährstoffe, die aus Kohlenstoff, Wasserstoff und Sauerstoff zusammengesetzt sind, z. B. Zucker, Zellulose und Stärke. Wenn Einfachzucker wie Trauben- oder Fruchtzucker zu langen Ketten verbunden sind, nennt man sie „komplexe Kohlenhydrate“ oder Polysaccharide. Dazu gehört vor allem die Stärke in Kartoffeln und Getreide. Solche Nahrungsmittel halten länger satt, weil sie nur langsam abgebaut werden.

Makrophagen: Auch Fresszellen. Sie gehören zu den weißen Blutkörperchen und beseitigen Bakterien, Viren, Fremdeiweiß oder auch oxidiertes LDL („schlechtes“ Cholesterin).

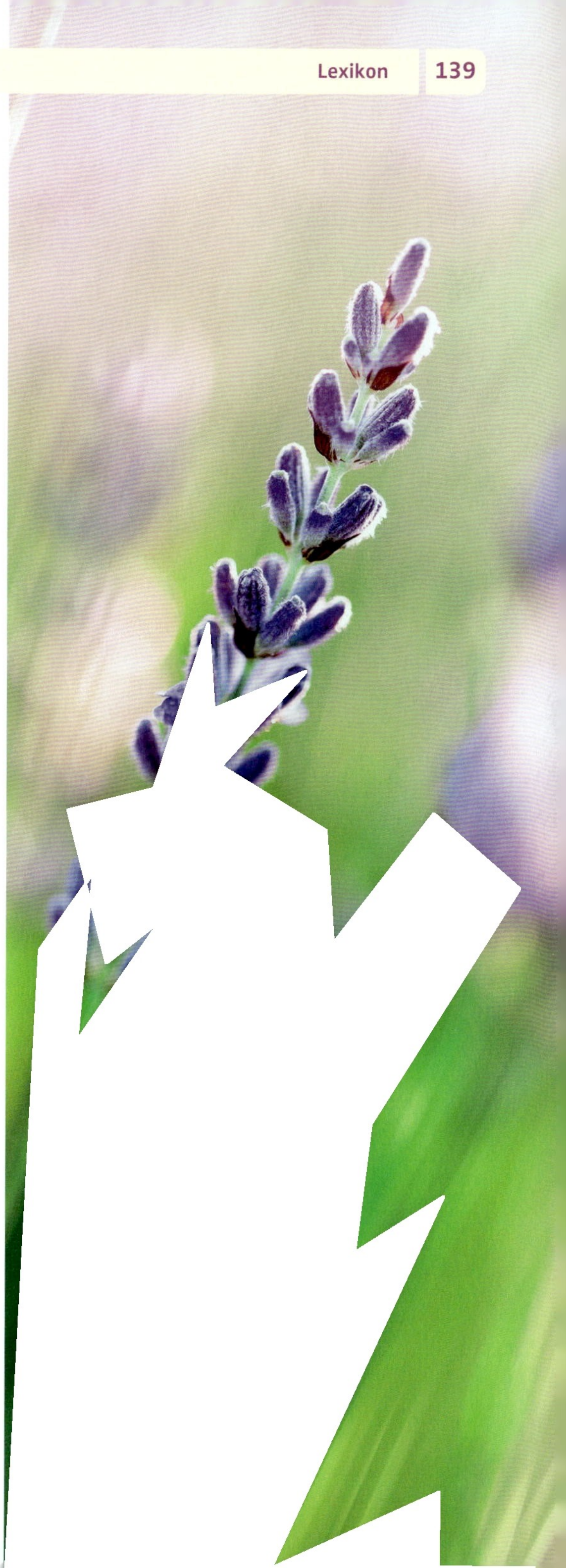

Mikroorganismen: Nur unter dem Mikroskop erkennbare Lebewesen wie Bakterien, Mikroalgen, Mikropilze und Viren.

Nährstoffdichte: Summe der Nährstoffe bezogen auf den Energiegehalt. Lebensmittel mit hoher Nährstoffdichte (z. B. Hülsenfrüchte) enthalten viele Vitamine, Mineralstoffe, Spurenelemente, sekundäre Pflanzenstoffe, Ballaststoffe und andere gesundheitsfördernde Bestandteile.

Oxidation: Vereinigung bzw. Anlagerung eines Stoffes mit bzw. an Sauerstoff

Placebo: Scheinmedikament

Tofu: Sojaquark, der aus Sojamilch unter Zugabe von Nigari (Gerinnungssalz aus Meerwasser) oder von Kalziumsulfat (industrielles Fällungsmittel) und sogar mit Kombucha hergestellt wird. Das entstehende Gel wird durch Pressen von Wasser abgetrennt. Je nach Fällungsmittel und Art der Weiterverarbeitung entstehen verschiedene Tofusorten.

Hilfreiche Adressen

Deutsche Hochdruckliga e. V. DHL
Deutsche Gesellschaft für Hypertonie und Prävention
Berliner Str. 46
69120 Heidelberg
Telefon: 06221 588550
www.hochdruckliga.de
www.hochdruckliga.info: Leitlinien zur Behandlung des hohen Blutdrucks

Deutsche Gesellschaft für Prävention und Rehabilitation von Herz-Kreislauf-Erkrankungen e. V. (DGPR)
Friedrich-Ebert-Ring 38
56068 Koblenz
Telefon: 0261 309231
www.dgpr.de

Deutsche Gefäßliga e. V.
Mühlenstr. 21–25
50321 Brühl
Telefon: 02232 74412
www.deutsche-gefaessliga.de

Rauchertelefon des Deutschen Krebsforschungszentrums
Telefon: 06221 424200,
Österreich: 01/585 8444
Montags bis donnerstags 15–19 Uhr, freitags 14–18 Uhr
Sie bekommen Tipps und eine Broschüre zur Rauchentwöhnung.

Internet

www.a-g-a.de
Die Arbeitsgemeinschaft Adipositas im Kindes- und Jugendalter (AGA) bietet Hilfe für übergewichtige Kinder.

www.stiftung-dhd.de
Homepage der Stiftung „Der herzkranke Diabetiker". Viele wichtige Informationen rund um den Zusammenhang zwischen Diabetes und Herz-Kreislauf-Erkrankungen.

www.hochdruckliga.at
Hier finden Sie die österreichspezifischen Angaben zur Behandlung des hohen Blutdrucks.

www.bmgf.gv.at
Internetseiten des österreichischen Gesundheitsministeriums. Unter dem Stichwort „Krankenanstalten" finden Sie Informationen über Stationen und technische Einrichtungen der einzelnen Spitäler.

www.diabetes.or.at
Homepage der Österreichischen Diabetikervereinigung (ÖDV) mit zahlreichen Informationen und Kontaktadressen.

www.oroverde.cz
Viele der Regenwaldpflanzen bietet die Handelsgesellschaft „Oro verde GmbH" über das Internet an. Sie finden den Hinweis bei den entsprechenden Heilkräutern. Hier finden Sie auch viele Informationen über die Pflanzen.

Register

Impressum

Bibliografische Information der Deutschen Nationalbibliothek
Die Deutsche Nationalbibliothek verzeichnet diese Publikation in der deutschen Nationalbibliografie; detaillierte bibliografische Daten sind im Internet über http://dnb.ddb.de/ abrufbar.

ISBN 978-3-8426-3067-3 (Print)
ISBN 978-3-8426-3068-0 (PDF)
ISBN 978-3-8426-3069-7 (EPUB)

Fotos:
Titelfoto: gettyimages
123rf.com: margouillat: 2/3; Mona Makela: 38/39; Liv Friis-larsen: 85; Viktorija Kuprijanova: 97; Andres Rodriguez: 105; Georgiy Pashin: 118; Kati Molin: 126
Fotolia.com: petratlu: 1; Alexander Maier: 6/7; Bilderbox: 33; Taffi: 87; Kenzo: 100/101; Yuri Arcurs: 125; teressa: 137; Beboy: 139; gudrun: 144
iStockphoto.com: Vasiliki Varvaki: 37; Lehner: 130
gettyimages: 4

3. Auflage

Die Ratgebermarke der Schlüterschen Verlagsgesellschaft mbH & Co. KG
Hans-Böckler-Allee 7, 30173 Hannover
www.humboldt.de
www.schluetersche.de

Aus Gründen der besseren Lesbarkeit wurde in diesem Buch die männliche Form gewählt, nichtsdestoweniger beziehen sich Personenbezeichnungen gleichermaßen auf Angehörige des männlichen und weiblichen Geschlechts sowie auf Menschen, die sich keinem Geschlecht zugehörig fühlen.
Autorin und Verlag haben dieses Buch sorgfältig erstellt und geprüft. Für eventuelle Fehler kann dennoch keine Gewähr übernommen werden. Weder Autorin noch Verlag können für eventuelle Nachteile oder Schäden, die aus in diesem Buch vorgestellten Erfahrungen, Meinungen, Studien, Therapien, Medikamenten, Methoden und praktischen Hinweisen resultieren, eine Haftung übernehmen. Insgesamt bieten alle vorgestellten Inhalte und Anregungen keinen Ersatz für eine medizinische Beratung, Betreuung und Behandlung.

Lektorat: Angelika Lenz, Steinheim a. d. Murr
Covergestaltung: Kerker + Baum Büro für Gestaltung, Hannover
Innengestaltung: Groothuis, Lohfert, Consorten, Hamburg
Satz: Die Feder, Konzeption vor dem Druck GmbH, Wetzlar
Druck und Bindung: Gutenberg Beuys Feindruckerei GmbH, Langenhagen